Eckhard Roediger
Was ist Schematherapie?
Eine Einführung in Grundlagen, Modell und Anwendung

W0059721

Ausführliche Informationen zu jedem unserer lieferbaren und geplanten Bücher finden Sie im Internet unter www.junfermann.de. Dort können Sie auch unseren kostenlosen Mail-**Newsletter** abonnieren und sicherstellen, dass Sie alles Wissenswerte über das JUNFERMANN-Programm regelmäßig und aktuell erfahren.

Besuchen Sie auch unsere e-Publishing-Plattform www.active-books.de – sämtliche angebotenen Titel jetzt kostenlos.

Eckhard Roediger

Was ist Schematherapie?

Eine Einführung in Grundlagen, Modell und Anwendung

Mit einem Vorwort von Jeffrey E. Young

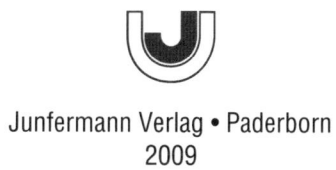

Junfermann Verlag • Paderborn
2009

Copyright © Junfermannsche Verlagsbuchhandlung, Paderborn 2009
Coverfoto: © Otto Durst/Fotolia.com
Coverentwurf/Reihengestaltung: Christian Tschepp

Satz: JUNFERMANN Druck & Service, Paderborn

Bibliografische Information der Deutschen Bibliothek

Die Deutsche Bibliothek verzeichnet diese Publikation in der Deutschen Nationalbibliografie; detaillierte bibliografische Daten sind im Internet über http://dnb.ddb.de abrufbar.

ISBN 978-3-87387-738-2

Inhalt

Vorwort von Jeffrey E. Young   7

Vorwort   8

1.   Einführung   11
1.1   Wie ist die Schematherapie entstanden?   11
1.2   Für wen ist die Schematherapie geeignet?   13
1.3   Was ist das Besondere an der Schematherapie?   15

2.   Theoretische Grundlagen   17
2.1   Grundlagen des Lernens   17
2.2   Die Konsistenztheorie   23
2.3   Die Grundbedürfnisse   25

3.   Das Schemamodell   29
3.1   Schemaentstehung   29
3.2   Die Beschreibung der Schemata   33
3.3   Schemabewältigung   36

4.   Das Modus-Modell   43
4.1   Entstehung des Modus-Modells und die einzelnen Modi   43
4.2   Wechselwirkungen zwischen den Modi   52
4.3   Die Arbeit mit dem Modus-Modell   55

5.   Die therapeutische Beziehung   59
5.1   Die therapeutische Beziehung als Labor zur Nachreifung   59
5.2   Die Balance zwischen Nachbeelterung und
      empathischer Konfrontation   62
5.3   Therapiearbeit in der therapeutischen Beziehung   65

6.   Die Elemente der Schematherapie 67
6.1   Fragebögen und Fallkonzeption 67
6.2   Erlebnisaktivierende Elemente. 70
6.2.1 Imaginationsübungen 70
6.2.2 Dialoge auf Stühlen. 76
6.3   Kognitive Elemente. 83
6.3.1 Schema-Memo 83
6.3.2 Selbstinstruktionen (BEATE-Schritte). 84
6.4   Verhaltensverändernde Elemente 86
6.4.1 Rollenspiele 86
6.4.2 Hausaufgaben 86
6.4.3 Tagebuch 87

7. Der Therapieprozess 91

8. Forschungsergebnisse. 95

9. Neue Entwicklungen in der Schematherapie 97

Anhang. 99
Hinweise auf weiterführende Literatur. 99
Kontakte. 100
Fortbildungen in Schematherapie 100
Literatur 101
Personen- und Stichwortverzeichnis 102

Vorwort von Jeffrey E. Young

Zufrieden sehe ich, wir rasch sich die Schematherapie in den letzten Jahren in vielen Teilen der Welt verbreitet. Besonders beeindruckt mich das wachsende Interesse an Schematherapie in Deutschland.

Entsprechend freut mich, dass mein Freund und Kollege Eckhard Roediger nun ein Buch geschrieben hat, das die Essenz der Schematherapie in kompakter Weise darstellt. „Was ist Schematherapie" gibt einen kurzen Überblick über die wesentlichen Merkmale und theoretischen Grundlagen der Schematherapie, beschreibt die Wurzeln des Modells und zeigt anschaulich, wie die erlebnisaktivierenden Techniken eingesetzt werden, um Veränderungen auf der emotionalen Ebene zu bewirken. Roediger umreißt auch die Haltung der „begrenzten elterlichen Fürsorge" in der therapeutischen Beziehungsgestaltung, die mir sehr am Herzen liegt. So kann der Leser deutlich erkennen, wie sich die Schematherapie von anderen Psychotherapieansätzen unterscheidet und wo genau sie über die bestehenden Methoden hinausgeht.

Durch seine einfache Sprache ist das Buch auch für Leser verständlich, die sich ohne akademische Ausbildung über Schematherapie informieren wollen und nicht unmittelbar psychotherapeutisch arbeiten. Das Schematherapie-Modell schafft Verständnis für die grundlegenden menschlichen Bedürfnisse und psychologischen Prozesse. Ich hoffe, dass es dadurch helfen kann, sowohl die professionellen als auch die allgemeinen zwischenmenschlichen Beziehungen zu verbessern. Damit schließt „Was ist Schematherapie" gewissermaßen die Lücke zwischen unserem Buch „Schematherapie – ein praxisorientiertes Handbuch" für Therapeuten und dem für alle Menschen geschriebenen Selbsthilfebuch „Sein Leben neu erfinden".

Ich möchte „Was ist Schematherapie" allen Lesern wärmstens empfehlen, die verstehen wollen, wie Schematherapie geht. Ich bin überzeugt, dass Roedigers kurzes und bündiges Buch erfolgreich zur weiteren Verbreitung der Schematherapie im deutschsprachigen Raum beitragen wird.

New York, im August 2009
Jeffrey E. Young

Vorwort

Dieses Buch richtet sich an Menschen, die eine kurze Einführung in die Schematherapie suchen. Psychotherapeuten können sich hier kompakt über die methodischen Grundlagen, das systematische Vorgehen und die Techniken der Schematherapie informieren. Nicht jeder möchte gleich zu Beginn ein umfassendes Lehrbuch kaufen und lesen. Daneben will das Buch auch Nichtakademikern, z.B. nonverbal arbeitenden Therapeuten und Pflegemitarbeitern, eine gut verständliche Übersicht geben. Dadurch können alle Mitarbeiter auch im Alltag eine gemeinsame Therapiesprache sprechen und das therapeutische Milieu optimal mitgestalten.

Das Buch kann aber auch von tiefer interessierten Patienten gelesen werden, die wissen wollen, wie eine Schematherapie abläuft und wie sie sich von anderen Therapieformen unterscheidet. Damit ergänzt dieses Buch das Selbsthilfebuch von Jeffrey Young und Janet Klosko, in dem die einzelnen Schemata ausführlich dargestellt und Hinweise zur Selbstveränderung (auch ohne Therapie) gegeben werden. Das vorliegende Buch beschreibt dagegen den Therapieablauf genauer und stellt die speziellen Therapietechniken dar. Damit unterstützt dieses Buch eine Schematherapie. Es ist erstaunlich, wie stark Patienten an den Grundlagen und Hintergründen einer Therapie interessiert sind und sich beispielsweise im Internet darüber informieren. Viele Patienten haben zwar Probleme im emotionalen, aber gute Fähigkeiten (sog. „Ressourcen") im gedanklich-kognitiven Bereich. Tatsächlich erleichtert ein theoretisches Verständnis die Mitarbeit in einer Therapie, kann sie aber nicht ersetzen. Gerade in der Schematherapie stellt die Vermittlung eines auf jeden Patienten „maßgeschneiderten" Schematherapiemodells bereits zu Therapiebeginn ein wichtiges Therapieelement dar, um eine gute Arbeitsbeziehung aufzubauen. Mithilfe dieses Buches können sich engagierte Patienten zu Beginn der Therapie selbst informieren und damit den Therapeuten einige Arbeit abnehmen.

Das vorliegende Buch füllt die Lücke zwischen Ratgeber und den Fachbüchern für Therapeuten von Jeffrey Young und dem Autor selbst (siehe Literaturempfehlungen im Anhang). Um beiden Zielgruppen gerecht zu werden, ist die Sprache allgemein verständlich formuliert. Die entsprechenden Fachausdrücke sind jeweils in Klammern ergänzt. Die Patienten, die dieses Buch lesen, mögen dem Autor verzeihen, dass er sie als „Patienten" und nicht persönlich anspricht. Obwohl eher allgemein verständlich formuliert sind die Inhalte wissenschaftlich fundiert. Weniger wissenschaftlich interessierte Leser mögen einzelne Abschnitte (z.B. im 2. und 8. Kapitel) überspringen. Im Sinne einer leichteren Lesbarkeit wurde auf Literaturzitate im Text weitgehend verzichtet. Im Anhang werden Hinweise auf weiterführende und vertiefende Literatur gegeben.

Der in diesem Buch beschriebene Schematherapieansatz fußt auf den Grundlagen, die Jeffrey Young in den letzten 20 Jahren in Amerika gelegt hat. In Deutschland ist die Entwicklung des Therapieverständnisses stark von dem integrativen Ansatz von Klaus Grawe geprägt, der versuchte, wissenschaftlich fundiert einen therapieschulenübergreifenden Therapieansatz zu formulieren. Dieses Buch versucht die von Jeffrey Young konzipierte Schematherapie auf den von Grawe entwickelten Rahmen zu beziehen und zu zeigen, dass Menschen aus verschiedenen Richtungen kommend zu ähnlichen Konzepten finden, wenn sie konsequent und ohne Vorbehalte versuchen, eine optimale Therapie zu entwickeln. Vor diesem Hintergrund wurde das Modell an einigen Stellen erweitert und mit in Deutschland populären, nahestehenden Ansätzen in Beziehung gebracht. Auf diese Erweiterungen wird im Text jeweils hingewiesen.

Obwohl sich die Schematherapie in der ganzen Welt erfolgreich verbreitet, verläuft die Entwicklung in Deutschland besonders stürmisch. Neben Holland ist Deutschland das Land, in dem die Schematherapie besonders begeistert aufgenommen wird. Diese Entwicklung findet unter anderem darin seinen Ausdruck, dass die *Internationale Schematherapiegesellschaft (ISST)* unter intensiver Mitarbeit von deutschen Kollegen im Herbst 2008 als deutscher Verein gegründet wurde. Diese rasante Entwicklung hat sicherlich damit zu tun, dass durch die theoretischen Vorarbeiten von Klaus Grawe in Deutschland eine hohe Akzeptanz für den Schemabegriff und das integrative Anliegen der Schematherapie besteht. Die hier beschriebene Schematherapie stellt aus der Sicht des Autors eine erstaunlich konsequente praktische Umsetzung des Anliegens von Klaus Grawe dar, indem sie klärungsorientierte, erlebnisaktivierende Elemente besonders zu Therapiebeginn mit einer konsequenten Handlungs- und Veränderungsorientierung im zweiten Teil der Therapie verbindet. Diese beiden Therapieperspektiven werden eingebettet in eine sehr wertschätzende, authentische therapeutische Beziehung, die Unterstützung und Ermutigung mit sanft fordernder, empathischer Konfrontation ausbalanciert.

Ich wünsche nun allen Lesern viel Freude bei der Lektüre dieses Buches und hoffe, dass es zum Ausgangspunkt für eine weitergehende Beschäftigung mit der Schematherapie wird. Ich bitte um Verständnis dafür, dass im Sinne einer leichteren Lesbarkeit in diesem Buch durchgängig die männliche Form verwendet wird, außer in jenen Fällen, wenn sich die Aussage nur auf Frauen bezieht.

Zuletzt darf ich allen Menschen danken, die zur Entstehung und dem Gelingen dieses Buches beigetragen haben. Namentlich danken möchte ich Jeffrey Young selbst für seinen Mut, sein Konzept so konsequent zu entwickeln und über viele Jahre trotz vieler Widerstände sich und seinem Anliegen treu zu bleiben. Auch Heinrich Berbalk gebührt mein Dank für sein großes Engagement, die Schematherapie in Deutschland zu verbreiten und für seine vielfältige Unterstützung und Supervision im Gemeinschaftskrankenhaus Havelhöhe in Berlin, wo mit seiner Hilfe die erste konsequent schematherapeutisch arbeitende Station in Deutschland entstand. Außerdem gebührt mein Dank allen Kollegen in der ISST und der deutschen Fachgruppe, die mit viel Einsatz zur Verbreitung der Schematherapie beitragen. Dem Verlag verdanke ich, dass aus einem kargen Manuskript ein hübsches Büchlein wurde. Vor allem danke ich aber allen Patienten und Kollegen, denn durch die Arbeit mit ihnen in den Therapien, Supervisionen und den Workshops wurde für mich aus einer guten Theorie erst eine effektive Praxis. Wir alle dürfen durch den liebevollen und wertschätzenden Umgang miteinander gewinnen, den uns die Schematherapie lehren kann.

1. Einführung

1.1 Wie ist die Schematherapie entstanden?

Die Grundlagen der in diesem Buch dargestellten Schematherapie wurden von Jeffrey Young in den USA gelegt. Er wurde zunächst von Joseph Wolpe, einem Pionier der Verhaltenstherapie, ausgebildet. Danach wechselte er an das Institut von Aaron Beck, dem Begründer der kognitiven Therapie, und gestaltete dort die Trainings- und Forschungsprogramme maßgeblich mit. Dabei bemerkte er, dass eine bestimmte Gruppe von Patienten nicht gut von der grundsätzlich erfolgreichen kognitiven Verhaltenstherapie profitierte. Es stellte sich heraus, dass das gerade jene Patienten waren, bei denen neben einer Depression Veränderungen der Persönlichkeitsstruktur bzw. eine Persönlichkeitsstörung vorlagen. Diese Veränderungen bewirkten, dass die Patienten schlechter bei den kognitiven Therapiemaßnahmen mitarbeiten und die für die Therapie notwendigen Hausaufgaben weniger zuverlässig erledigen konnten. Jeffrey Young erkannte, dass dies nicht an einer mangelnden Motivation lag, sondern daran, dass in der therapeutischen Beziehung Emotionen aktiviert wurden, die die therapeutische Beziehung störten und die Mitarbeit erschwerten. Er sah, dass die zielorientierte Arbeitsbeziehung der Verhaltenstherapie bei diesen Patienten nicht ausreicht, eine tragfähige Beziehung aufzubauen, da bereits die Beziehungsaufnahme selbst durch Misstrauen oder andere störende Emotionen beeinträchtigt wurde. Eine wesentliche Erweiterung der Schematherapie gegenüber der kognitiven Verhaltenstherapie stellt daher die besondere Art der Beziehungsgestaltung dar, wie sie im Kapitel 5 beschrieben wird.

Die Interaktion zwischen Patient und Therapeut wird dadurch belastet, dass innerhalb der therapeutischen Beziehung frühere Beziehungserfahrungen der Patienten aktualisiert werden. Dies bedeutet, dass die Patienten unbewusst auch in der Therapie Entwertung, Im-Stich-gelassen-Werden, Beschämung oder Überforderung erwarten, „weil es früher immer so war", und sich in Vorwegnahme dieser Enttäuschung entsprechend skeptisch und misstrauisch verhalten. Eine Therapie kann diese unbewussten Befürchtungen nicht umgehen, sondern muss sie in der Therapie gezielt bearbeiten, damit sie verändert werden können. In ihrer „control-mastery-Theorie" bezeichnen Sampson und Weiss dies als „Beziehungstests", die der Therapeut bestehen müsse [1]. Solche Verhaltensweisen der Patienten sind also nicht als Störungen der Arbeitsbeziehung zu verstehen, die möglichst vermieden werden sollen, sondern sie sollten zum Gegenstand der Therapie gemacht werden. Durch Kontakte mit der Gestalttherapie lernte Jeffrey Young Techniken kennen, die die emotionalen Aspekte dieser negativen Beziehungserfahrungen in der Therapie aktualisieren, klären und verändern können, und integrierte diese in die Verhaltenstherapie. Erst wenn die Patienten in einer sog. „korrigierenden emotionalen Erfahrung" erleben, dass sich in der therapeutischen Beziehung nicht die negativen früheren Erfahrungen wiederholen, sinkt ihre innere Anspannung und sie sind imstande, die kognitiven und verhaltensbezogenen Therapiemaßnahmen optimal zu verstehen und umzusetzen.

Die neurobiologische Forschung zeigt, dass das Beziehungsverhalten von Menschen wesentlich durch frühe Erfahrungen und weitgehend unbewusst gesteuert wird. Auf diese unbewussten Prozesse wird durch die erlebnisaktivierenden Verfahren (z.B. Imaginationsübungen) Einfluss genommen, indem die unbewusste Verhaltenssteuerung ins Bewusstsein gehoben wird. Dadurch werden sie dem bewussten Denken (den sogenannten Kognitionen) zugänglich gemacht. Im zweiten Schritt wird dann durch bewusste Denkprozesse auf die emotionalen Aktivierungen korrigierend Einfluss genommen. Bildlich gesprochen: Die emotionale Verhaltenssteuerung wird kognitiv „übersteuert". Da die Prozesse der bewussten Verhaltenssteuerung ihren Sitz in den frontalen kortikalen Regionen des Gehirns haben, spricht man im Englischen von einem sogenannten „cortical override". Durch die emotionsaktivierenden Techniken, insbesondere die Imaginationsverfahren (siehe Abschnitt 6.2.1), können die Patienten intensiv erleben, wie sich in der Vergangenheit angelegte Erlebensmuster regelrecht in die Gegenwart „hineinschieben". Unbemerkt beeinflusst damit dauernd die Vergangenheit das Verhalten in der Gegenwart und verstellt dadurch die Zukunft (siehe Abschnitt 2.1). Wenn Patienten diese Zusammenhänge durchschauen, sind sie eher bereit, sich von ihren spontanen, automatisierten Verhaltensimpulsen zu lösen und neue Verhaltensmuster unter kognitiver Steuerung aufzubauen. Die Schematherapie bietet dazu ein klar strukturiertes Konzept mit einer Folge von aufeinanderfolgenden Therapieschritten an.

Bisher gab es in der Verhaltenstherapie als spezifische Methode zur Behandlung von Persönlichkeitsstörungen nur die Dialektisch-Behaviorale Therapie (DBT) von Marsha Linehan[2], die allerdings vor allem auf das selbstschädigende und therapiegefährdende Verhalten von Patienten mit Borderline-Störungen abzielt. Die Schematherapie stellt nun eine zweite Therapiemethode dar, die individuell auf die Persönlichkeitsstruktur der einzelnen Patienten zugeschnitten werden kann und ebenfalls weitgehend manualisiert (d.h. im Ablauf vorstrukturiert) ist. Damit ist die Schematherapie nicht nur für Menschen mit Borderline-, sondern mit allen Persönlichkeitsstörungen bzw. -zügen geeignet und damit breiter anwendbar. Die guten Ergebnisse der ersten kontrollierten Therapiestudien (siehe Kap. 8) geben Anlass zu der Hoffnung, dass die Schematherapie in Zukunft zu einem Standardverfahren in der Verhaltenstherapie zur Behandlung von Persönlichkeitsstörungen oder Persönlichkeitsakzentuierungen werden kann. Dies führt zur folgenden Frage:

1.2 Für wen ist die Schematherapie geeignet?

Bei der Behandlung psychischer Störungen wird unterschieden zwischen Methoden, die sich primär an die vordergründige Symptomatik richten, und solchen, die versuchen, die dahinterliegende Persönlichkeitsstruktur zu beeinflussen. In dem Klassifikationssystem der amerikanischen psychiatrischen Gesellschaft, dem DSM-IV, werden auf der Achse-I die Störungen nach ihren Symptomen beschrieben (z.B. Depression, Ängste, abhängiges Verhalten, Somatisierungsstörungen etc.) und auf der Achse-II die sogenannten Persönlichkeitsstörungen (z.B. narzisstische, Borderline, histrionische, abhängige, unsicher-vermeidende, antisoziale etc.). Erfüllt eine belastete Persönlichkeitsstruktur (noch) nicht die Diagnosekriterien des DSM, kann man von einer Persönlichkeitsakzentuierung sprechen. Die kognitive Verhaltenstherapie hat sich bei der Behandlung von Achse-I-Störungen als erfolgreich erwiesen. Die Schematherapie versucht nun, kognitiv-verhaltenstherapeutische Techniken mit Techniken aus anderen Therapiemethoden zu kombinieren, um auch Achse-II-Störungen erfolgreich behandeln zu können. Auch wenn keine ausgesprochene Persönlichkeitsstörung vorliegt, werden viele Achse-I-Störungen durch unvorteilhafte (dysfunktionale) Verhaltensweisen, die im Rahmen der Persönlichkeitsentwicklung erworben wurden, aufrechterhalten oder sogar hervorgebracht. Im Sinne der Konsistenztheorie vom Klaus Grawe (siehe Abschnitt 2.2) entwickelt sich die Persönlichkeitsstruktur eines Menschen als Anpassungsleistung an seine Lebensbedingungen in der Kindheit. Wenn diese Anpassungsleistungen die innere Konsistenz (d.h. „Stimmigkeit") nicht mehr herstellen können, entwickeln die Menschen Achse-I-Störungen und deren Symptome als weitergehenden Anpassungsversuch (siehe Abb. 3, S. 20). Bei vielen Achse-I-Störungen bestehen daher im Hintergrund auch Persönlichkeitsveränderungen, die dazu führen können, dass nach einer erfolgreichen symptomatischen Behandlung rasch wieder Symptome auftreten, wenn nicht auch die Persönlichkeitsstruktur mitbehandelt wird. Vor diesem Hintergrund ist es bei vielen Patienten sinnvoll, nach einem ersten Behandlungsabschnitt mit symptombezogenen Maßnahmen in einem zweiten Schritt auch Veränderungen im Bereich der Persönlichkeitsstruktur anzustreben. Im Sinne der Minimalintervention sollte jedoch zunächst geprüft werden, ob durch eine symptombezogene Behandlung eine ausreichende Verbesserung und Stabilität erreicht werden können. Erst wenn sich im Therapieverlauf zeigt, dass deutliche Veränderungen des zwischenmenschlichen Verhaltens (sogenannte Beziehungs- oder Interaktionsstörungen) bestehen, sollten diese mit den spezifischen schematherapeutischen Techniken angegangen werden. In diesem Sinne erweitert die Schematherapie die Verhaltenstherapie mit zusätzlichen Techniken. Damit ist sie innerhalb eines verhaltenstherapeutischen Gesamtbehandlungsplanes in der sog. Richtlinien-Psychotherapie anerkannt und wird von den gesetzlichen und privaten Krankenversicherungen erstattet.

Man kann die Indikation zu einer Schematherapie auch noch aus einem anderen Blickwinkel, nämlich der Bindungsforschung, betrachten. Die Bindungsforschung wurde maßgeblich von Jean Piaget und seiner Schülerin Mary Ainsworth aufgrund ihrer Beobachtungen an Kleinkindern begründet[3]. Sie untersucht und beschreibt, wie sich bereits in den ersten Lebensmonaten durch die Interaktion zwischen den Bezugspersonen und dem Kind Verhaltensmuster herausbilden, die dann über das weitere Leben stabil bleiben. Dabei werden sichere von unsicheren Bindungsformen unterschieden (siehe Abschnitt 2.3). In der Allgemeinbevölkerung haben etwa zwei Drittel der Menschen sichere Bindungen, bei Psychotherapiepatienten überwiegen dagegen mit 80 bis 90 Prozent die unsicheren Bindungen. Menschen mit einer unsicheren Bindung reagieren auf Trennungen mit erhöhtem Stress, den sie durch spannungsreduzierende Verhaltensweisen bis hin zu Krankheitssymptomen aufzulösen versuchen. Die verhaltenstherapeutischen Techniken wirken nicht gezielt verändernd auf die Bindungsformen, sodass sich die hintergründigen dysfunktionalen Verhaltensmuster am Ende der Behandlung wieder durchsetzen und erneut Symptome hervorbringen können. Die Schematherapie versucht dagegen durch ihre besondere Form der Beziehungsgestaltung die Bindungsstörung zu beeinflussen und eine sogenannte „erworbene sichere Bindung" aufzubauen. Menschen mit einer erworbenen sicheren Bindung sind in Testverfahren zur Erfassung des Bindungsstils von Erwachsenen (sog. Adult Attachment Inventory) nicht von Menschen mit einer primär sicheren Bindung zu unterscheiden. Man könnte daher sagen, dass die Schematherapie Bindungsstörungen „heilen" kann. Wie dieser hohe Anspruch eingelöst werden soll, wird in Kapitel 5 beschrieben.

1.3 Was ist das Besondere an der Schematherapie?

Die Psychotherapie hat bisher zwei Hauptverfahren hervorgebracht: die sog. *psychodynamischen Verfahren,* die aus der Psychoanalyse heraus entwickelt wurden, und die *Verhaltenstherapie* als praktische Anwendung der wissenschaftlichen psychologischen Forschung. Während der Schwerpunkt der psychodynamischen Verfahren darin besteht, Einsicht in die Entstehung der Störungen zu schaffen, war die Verhaltenstherapie zunächst ganz handlungsorientiert und hat das innere Erleben der Patienten nicht berücksichtigt. Von diesen beiden Polen aus haben sich die Verfahren inzwischen allerdings erheblich aufeinander zubewegt. Klaus Grawe wurde Anfang der 90-er Jahre von der deutschen Bundesregierung beauftragt, die bestehenden Psychotherapieverfahren zu beforschen[4]. Aus den Ergebnissen forderte er für eine aus seiner Sicht optimale Psychotherapie eine Verbindung der durch die beiden Hauptverfahren repräsentierten Grundorientierungen. Außerdem stellte er fest, dass die Qualität der therapeutischen Beziehung entscheidend für eine erfolgreiche Psychotherapie sei. Er formulierte *vier Wirkfaktoren,* die in einer Psychotherapie verwirklicht werden sollten: (1) der Rückgriff und Ausbau von bestehenden Fähigkeiten (sog. *Ressourcenaktivierung*), (2) die umfassende Aktivierung des Problemverhaltens innerhalb der Therapiesituation unter Einbeziehung der Emotionen (sog. *Problemaktualisierung*), (3) ein Verständnis für die Entstehung und die Funktionalität des Problemverhaltens im Lebens- und biografischen Kontext (*Problemklärung*) und (4) eine aktive Hilfestellung bei der Veränderung des Problemverhaltens (*Problembewältigung*). Die Schematherapie erfüllt diese Anforderungen und stellt damit die von Grawe gewünschte Verbindung zwischen den großen Therapieschulen her.

Eine weitere Stärke der Schematherapie ist, dass sie sich in ihrem Konzept und ihren Begrifflichkeiten relativ dicht an neurobiologischen Prozessen orientiert. Damit kann sie Vorgänge, die auch die psychodynamischen Verfahren beschreiben, so formulieren, dass sie sich bruchlos in eine verhaltenstherapeutische Fallkonzeptualisierung integrieren lassen. Alle Techniken der Schematherapie bauen systematisch auf dieses Modell auf, auch wenn sie aus anderen Therapiemethoden entlehnt sind (wie z.B. die Imagination aus der Hypnotherapie oder die „Dialoge auf Stühlen" aus der Gestalttherapie). Damit ist die Schematherapie kein „Therapie-Potpourri" (bzw. eklektizistisch), sondern eine wirklich integrative, in sich stimmige (konsistente) Methode mit einem systematischen und strukturierten, schrittweisen Vorgehen im Therapieverlauf, das fast Manualcharakter erreicht (d.h., der Therapieablauf ist vorstrukturiert, kann aber flexibel an den Patienten und den Therapieverlauf angepasst werden). Die Schematherapie integriert so in sehr komplexer Weise die Ergebnisse der neurobiologischen Forschung, der Lerntheorie, die Ergebnisse der Bindungsforschung, kognitive Techniken, den Expositionsansatz, imaginative Verfahren, Elemente der Gestalttherapie, die Arbeit mit in der Therapiesituation aktivierten Emotionen, eine achtsame und akzeptierende Grundhaltung, den Aufbau einer selbstreflexiven Haltung entsprechend der sog. mentalisierungsbasierten Therapie, aber auch den systematischen Einsatz von Arbeitsblättern und übenden Elementen bis hin zu Hausaufgaben, die aus der Verhaltenstherapie vertraut sind. Durch dieses integrative Konzept erkennen sich viele Therapeuten verschiedener Richtungen in der Schematherapie wieder, fühlen sich angezogen und erleben das systematische Vorgehen der Schematherapie als Bereicherung ihrer Arbeit. Im Weiteren wird beschrieben, wie dieser hohe und vielleicht anmaßend wirkende Anspruch eingelöst werden soll.

Zuletzt soll noch auf einen weiteren Aspekt der Schematherapie hingewiesen werden: Ein wesentliches Ziel der Schematherapie besteht darin, sich von den primär emotional gesteuerten Prozessen innerlich zu distanzieren, indem eine sog. „selbstreflexive Haltung" eingeübt wird. Das bedeutet, dass man sich selbst mit einem „inneren Auge" versucht so zu betrachten, wie einen eine wohlwollende Person von außen betrachten würde. Manchen Menschen fällt es leichter, sich wie aus der Vogelperspektive oder durch eine Kamera von außen anzuschauen. Aus dieser Haltung heraus kann eine innere Distanz zu den aktuell herandrängenden Gefühlen aufgebaut werden, und es entsteht eine größere Freiheit. So können langfristig wichtige persönliche Werte und Ziele ins Auge gefasst und für Verhaltensänderungen handlungsleitend werden. Damit ist die Schematherapie offen für philosophisch-spirituelle Ziel- oder Werteorientierungen und eine entsprechende Persönlichkeitsentwicklung (siehe auch Kap. 9). Die Schematherapie versucht in diesem Sinne den sog. Leib-Seele-Dualismus (d.h. die Spaltung in seelische und Körperprozesse) zu überbrücken. So wie in der Kindheit durch emotional gesteuerte Prozesse alte automatische Reaktionen im Sinne von LeDoux[5] in die neuronale Struktur „eingebrannt" werden, können in einer Psychotherapie gedanklich gefasste neue Werte und Ziele durch Übung auf dem Wege der sog. Langzeitpotenzierung ebenso nachhaltig in entsprechende synaptische Übertragungsstärken zwischen den Nervenzellen umgesetzt werden (siehe Kap. 2.1).

2. Theoretische Grundlagen

2.1 Grundlagen des Lernens

Während die tiefer gelegenen (sog. subkortikalen) Hirnstrukturen bei der Geburt weitgehend ausgereift sind, entwickelt sich der Aufbau der Hirnrinde (des Kortex) abhängig von den Beziehungserfahrungen in den ersten Lebensmonaten (sog. Social Brain Hypothese). Das Maximum an neuronaler Verknüpfung besteht mit ca. 18 Monaten. Abhängig von den Erlebnissen und den entsprechenden Aktivierungszuständen bilden sich die Verknüpfungen zwischen den Nervenzellen aus. Das heißt: Das Gehirn prägt seine Erlebnisse in seiner neuronalen Struktur wie Fußabdrücke ein. Diese neueren Erkenntnisse bestätigen die alte Hypothese der Psychoanalyse, dass die ersten zwei Lebensjahre entscheidend für die spätere Entwicklung des Menschen seien.

Das Gehirn des Säuglings bildet zunächst spontan eine Überzahl von Neuronen aus. Bestimmte Sinnesreize führen zu einer zunächst zufälligen Aktivierung einer bestimmten neuronalen Gruppe. Tritt diese Aktivierung wiederholt, lange anhaltend, sehr intensiv und vor allem verbunden mit emotionalem Erleben auf, führt das dazu, dass neben den normalen Rezeptoren die sogenannten NMDA-(N-Methyl-D-Aspartat)-Rezeptoren zusätzlich aktiviert werden. Durch diese Rezeptoren strömt Kalzium in die Nervenzelle ein, das eine komplexe Kaskade von Botenstoffen in Gang setzt. Am Ende dieser Kette werden diejenigen Genabschnitte, die das Ablesen der genetischen Information regulieren (sog. Regulatorgene), in ihrem Methylierungszustand verändert und damit an- bzw. abgeschaltet. (Die Regulatorgene machen 42 Prozent des gesamten Genoms aus, die eigentliche genetische Information nur 1,4 Prozent!) Dadurch wird auf die Eiweißsynthese Einfluss genommen. Bei Aktivierung werden vermehrt Eiweiße gebildet und in die Nervenendigungen transportiert, wo sie kleine Aussprossungen (sog. dentritische Dornen) bilden.

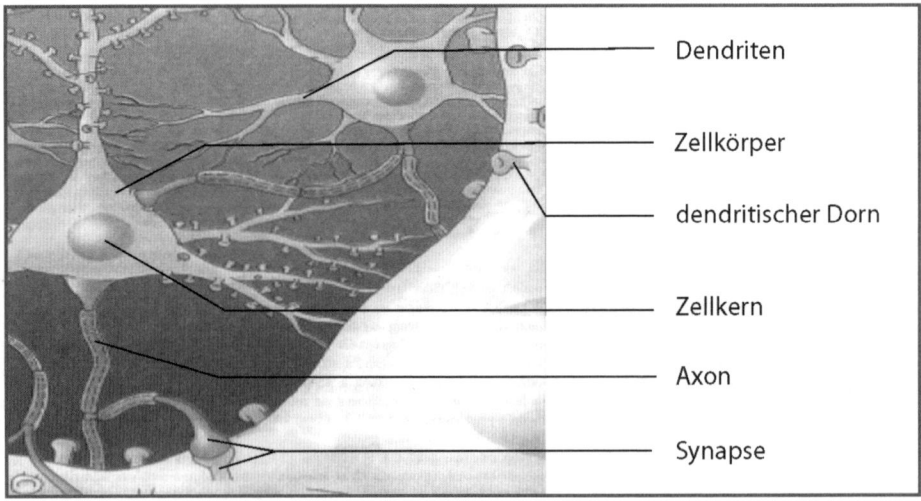

Dendriten

Zellkörper

dendritischer Dorn

Zellkern

Axon

Synapse

Abbildung 1: **Das neuronale Netz**

Diese können mit anderen Aussprossungen verknüpft werden und dadurch die Signalübertragung erleichtern. Auf diesem Wege werden Bahnungen geschaffen, über die die Erregung immer leichter abläuft. Die häufig benutzten Bahnen werden stabilisiert, die wenig aktiven Neuronen und Bahnen bilden sich zurück (sog. „pruning", engl. „ausjäten"). Die zunächst zufällig gleichzeitig aktivierte Neuronengruppe wird jetzt fester verbunden, sodass sie immer leichter reagiert. Donald Hebb beschrieb bereits 1949 dieses Prinzip mit den Worten: „Cells that fire together, wire together" (auf deutsch: Zellen, die zusammen aktiv sind, verbinden sich fester). Diese vermehrt erregungsbereite neuronale Gruppe bildet sozusagen den Fußabdruck des emotional relevanten Erregungszustandes. Diese Erregungsbereitschaft ist die neuronale Grundlage eines *Schemas*. Sind die Neuronen nicht aktiviert, ist auch das Schema nicht erkennbar. Erst im aktivierten Zustand wird das entsprechende Erleben (z.B. als Krankheitssymptom) sichtbar und bewirkt ein bestimmtes Denken, Fühlen, Körpergefühl und spontane Handlungstendenzen. Diesen komplexen Aktivierungszustand eines aktivierten Schemas nennt man dann einen *Modus* (siehe Kap. 3 und 4).

Die Entwicklung von Schemata stellt somit eine Sonderform des Lernens dar, denn auch jede andere erlernte Verhaltensweise wird im Sinne der beschriebenen neuronalen Erregungsbereitschaften aufgebaut. Sie sind die körperliche Grundlage allen Lernens. Man kann diese auf dem Prinzip der Bahnung aufbauenden Lernprozesse auch in der Sprache der sog. Synergetik beschreiben. Die Synergetik wurde ursprünglich aus der Physik heraus als Wissenschaft sich selbst organisierender Systeme konzipiert, lässt sich aber auch auf biologische Prozesse übertragen. In der Synergetik bilden sich aus zunächst zufälligen Strukturen sogenannte Attraktoren heraus, indem das System einen spannungsarmen Zustand einnimmt. So lagern sich zum Beispiel Sand oder Schnee hinter einer minimalen Erhebung ab, weil dort die Strömung geringer ist. Die sich ablagernde Substanz führt dann dazu, dass sich immer mehr Teilchen an dieser Stelle ablagern, und zuletzt entsteht eine große Düne oder Schneewehe. Übertragen auf die neuronale Struktur bedeutet dies, dass einmal gebildete neuronale Gruppen mit einer erhöhten Erregungsbereitschaft dazu führen, dass neue Informationen in die bereits angelegte Bahn „gezogen" werden (daher der Name Attraktor von lat. „anziehen"). Volkstümlich ausgedrückt: Man sieht, was man kennt, und tut, was man bereits gut kann. So entwickeln sich stabile Wahrnehmungs- und Verhaltensgewohnheiten aus. Laufen Wahrnehmung und Verhalten in den gewohnten Bahnen, bleibt das System in einem entspannten Zustand. Veränderungen erhöhen die innere Anspannung und lösen ein Unwohlsein aus, was in psychodynamischen Konzepten als „Widerstand" beschrieben wird. Synergetisch betrachtet beschreibt das Konzept des Widerstandes aber keine unbewusste Absicht, sondern zeigt nur die normale Beharrungstendenz eines Systems im vertrauten, energiearmen Zustand. Erst wenn das System aus dem instabilen Zustand des zwischenzeitigen Spannungsanstiegs einen neuen Attraktor neben dem alten gebildet hat, kann es wieder einen entspannten Ruhezustand einnehmen. Nach diesem Prinzip funktionieren die sogenannten Kippbilder (siehe Abb. 2). Das gezeigte Bild hat zwei Attraktoren: einen (schwarzen) Kelch und zwei (weiße) Gesichter. Der Betrachter kann zwischen beiden Bildinterpretationen bzw. Attraktoren wechseln, wobei jedoch ein leichter Widerstand überwunden werden muss. Bei weniger kontrastreichen Kippbildern ist dieser Widerstand deutlich größer, sodass es manchmal kaum möglich ist, in die andere Betrachtungsperspektive zu wechseln. Entsprechend fällt es den Patienten schwer, gewohnte Verhaltensweisen aufzugeben und sich auf neue Experimente einzulassen. Genau wie bei dem be-

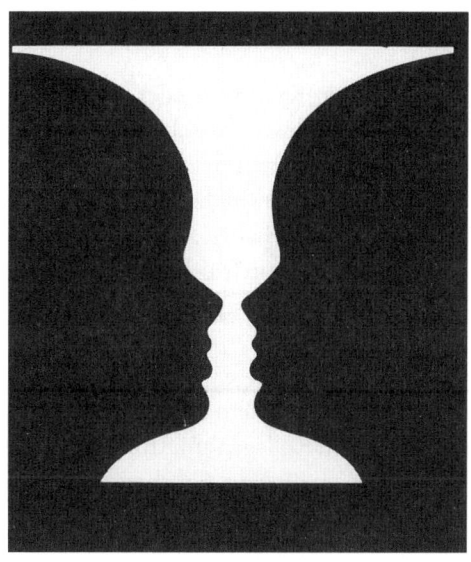

Abbildung 2: **Kippbild Kelch**

schriebenen Spannungsanstieg beim Wechseln zwischen zwei Attraktoren müssen Patienten bei einer Angstexposition erst einen Spannungsanstieg tolerieren, bevor sie erleben können, dass die befürchtete Katastrophe bei der Expositionsbehandlung nicht einsetzt. Durch diese Erfahrung bauen sie einen neuen Attraktor auf (siehe Abb. 3).

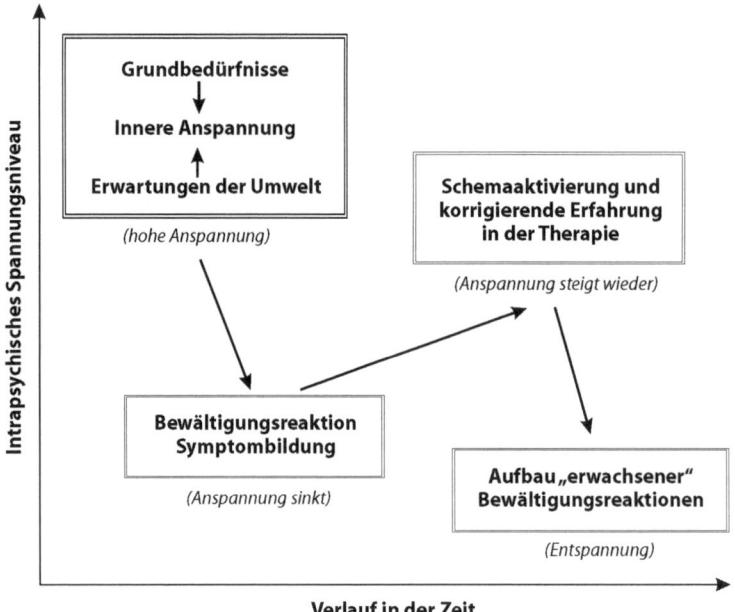

Abbildung 3: Emotionale Exposition und Verlauf der inneren Anspannung

Wie Bildinterpretationen oder ängstliches (phobisches) Vermeidungsverhalten bilden auch komplexere zwischenmenschliche Verhaltensmuster erlernte, eingebrannte neuronale Strukturen bzw. Attraktoren aus. Eine bestimmte soziale Konstellation, zum Beispiel eine Konkurrenzsituation, löst auf diesem Wege fast reflexhaft ein bestimmtes Sozialverhalten aus. Den betroffenen Menschen ist aber nicht bewusst, dass sie sich aufgrund von früheren Beziehungserfahrungen so verhalten, sondern ihr Verhalten erscheint ihnen ganz selbstverständlich. Jeffrey Young spricht daher in seinem Buch *Sein Leben neu erfinden* von sogenannten „Lebensfallen". Die Menschen neigen dazu, die gegenwärtigen Interaktionspartner so wahrzunehmen, wie sie es von ihren früheren Sozialpartnern unbewusst gelernt haben. Dazu ein Beispiel: Ein älteres Geschwister wird Kollegen am Arbeitsplatz ebenso wie andere Autofahrer im Straßenverkehr so wie ein jüngeres Geschwisterkind unbewusst als Konkurrenten wahrnehmen, den man sich am besten vom Leib oder unter Kontrolle hält. Auf diesem Weg dringen die früheren Lernerfahrungen unbewusst immer wieder in das Verhalten der Gegenwart ein. Die Gegenwart wird unbewusst nach den Erfahrungen aus der Vergangenheit gestaltet. Gerald Edelman nennt das die „erinnerte Gegenwart"[6]. Dadurch werden aber die Reaktionsflexibilität und das Entwicklungspotenzial begrenzt. Einfacher ausgedrückt: Es gibt keine Zukunft, die anders ist als die Vergangenheit. Diese unbewusste Fixierung auf die in der Vergangenheit erworbenen Verhaltensmuster beschreibt recht gut das Erleben vieler Menschen mit Persönlichkeitsstörungen, die daran verzweifeln, dass alle neuen Beziehungen immer wieder nach dem alten Muster verlaufen. Sie wissen aber nicht, dass sie in einer veränderbaren Lebensfalle sitzen und nicht Opfer eines unbeeinflussbaren Schicksals sind! Gelingt es den Patienten, in der Therapie zum Beispiel bei einer Imaginationsübung (siehe Abschnitt 6.2.1) zu erkennen, wie sich das vergangene Erleben immer wieder unerkannt in die Gegenwart hineinschiebt, können sie sich aus der Fixierung in die starren Bewältigungsmuster leichter lösen.

Dazu ein *Fallbeispiel,* das uns im Weiteren durch das Buch begleiten wird:

FALLBEISPIEL

Eine Frau ärgert sich immer wieder darüber, dass ihr Mann später nach Hause kommt als vereinbart. Sie sitzt dann angespannt in der Wohnung, macht sich Sorgen und entwickelt Befürchtungen, dass ihm etwas passiert sein könnte. Durch ihre Anspannung kann sie sich aber auch auf nichts anderes konzentrieren. Manchmal trinkt sie Likör, um sich zu entspannen. Wenn der Mann nach Hause kommt, versucht er ihr zu erklären, dass er in der angespannten wirtschaftlichen Situation froh ist, überhaupt einen Arbeitsplatz zu haben, und sich nicht traut, dem Chef die Bitte, länger zu bleiben, abzuschlagen. Er hat ihr sogar schon ein Schreiben des Chefs mitgebracht, in dem er die Überstunden begründet. Sie fühlt sich von ihm aber nur hingehalten, beschimpft ihn und es kommt immer wieder zu eskalierenden Streitigkeiten. Nachher hat sie dann regelmäßig Schuldgefühle und versucht, durch besondere Freundlichkeit ihre Ausfälligkeiten wieder gutzumachen.

In der Imagination kommt in ihr eine Szene hoch, wie sie als kleines Mädchen im Hort immer als Letzte abgeholt und lange auf die Eltern warten musste. Sie kann erkennen, dass es damals wie heute die gleichen Gefühle von ohnmächtiger Wut sind. Nachdem sie in der Imagination ihren Gefühlen gegenüber ihren Eltern Ausdruck verleihen konnte, fühlt sie sich innerlich kräftiger. Beim Wechsel in die Gegenwartsszene kann sie dem Mann die Zusage abtrotzen, sich wenigstens rechtzeitig zu melden, wenn er sich verspätet. Dadurch ist sie beruhigt und kann sich auf andere Dinge konzentrieren, bis er kommt, und braucht nicht „wie ein kleines Kind" zu warten.

Bildlich kann man die alten Muster mit Schubladen vergleichen, die unerwartet aufspringen und deren Inhalt einen überflutet. Der Mann stößt durch sein Zu-spät-Kommen die Schublade zwar auf, aber das geht nur, weil die Patientin die Schublade bereits in ihrer Kindheit angelegt hat. Der Mann ist der Auslöser der Gefühle, aber nicht der Verursacher. Durch ihre Schublade sieht sie den Mann durch die gleiche „Schema-Brille" wie damals ihre Eltern. Ohne das Wissen um ihre Schublade wird sie die Ursache ihrer Wutgefühle in ihrer äußeren Gegenwartsumgebung suchen und den Mann anklagen. Erst nachdem sie sich mit ihrer alten Schublade vertraut gemacht hat, kann sie ihren eigenen inneren Anteil an ihrer Wut erkennen und sich besser zurückhalten. Ohne die Schublade würde sie anders reagieren. So wäre eine andere Frau, die z.B. früher von ihren Eltern immer gegängelt und kontrolliert wurde, vielleicht froh, noch etwas Zeit für sich zu haben, bevor sie sich ihrem Mann zuwenden und sich dessen Geschichten von der Arbeit anhören muss ...

Die Einsicht in die „Lebensfallen" allein führt aber noch nicht zu einer Verhaltensver-änderung, da das Verhalten stark von den früher erworbenen Schemata geprägt wird. Young spricht davon, dass das Verhalten „schemagetrieben" sei. Die spontanen Ver-haltensmuster müssen also zunächst blockiert werden, um einen Freiraum für neue Verhaltensmuster zu schaffen. Fred Kanfer, der Begründer der Selbstmanagementthe-rapie [7], beschrieb das mit den Worten: „Automatisiertes Verhalten muss zunächst von kontrolliertem Verhalten abgelöst werden, das dann durch Üben wieder in ein au-tomatisches Verhalten übergehen kann." Übertragen auf das Schemamodell bedeutet das: Schemaaktivierungen lassen Menschen dazu tendieren, mit automatisierten Be-wältigungsreaktionen zu antworten. Diese müssen zunächst unterbrochen werden, damit aus dem neu in der Therapie aufgebauten Modus des sogenannten „Gesunden Erwachsenen" kontrolliert neue problemlösende Verhaltensweisen auftrainiert wer-den können. Ebenso wie die alten, starren Bewältigungsreaktionen zu einer Span-nungsreduktion führten, führen auch die jetzt flexibler eingesetzten neuen Bewälti-gungsreaktionen zu einer Spannungsreduktion, wobei das System aber an Komplexi-tät und damit an Anpassungsfähigkeit gewonnen hat.

2.2 Die Konsistenztheorie

Vertraute und stabile Umgebungsbedingungen führen zu einem niedrigen Aktivierungs- bzw. Spannungszustand des Systems. Äußere Reize, die nicht auf bereits gebildete neuronale Erregungsbereitschaft treffen, bringen das System in einen instabilen Zustand, bis ein neues Muster (bzw. ein neuer Attraktor) gebildet wird. Emotional wird das als Anspannung bzw. „Stress" erlebt, körperlich bewirkt das eine Aktivierung des sympathischen Nervensystems, eine verstärkte Cortisol-Ausschüttung und sog. Bereitstellungsreaktionen des Körpers, die Kampf- oder Fluchtverhalten ermöglichen sollen. Führt die kurzzeitige Stressaktivierung dazu, dass neue Attraktoren gebildet werden, hat sich das System weiterentwickelt bzw. etwas dazugelernt. Dies führt zu einem Zuwachs an Fähigkeiten. Kann das System nicht in einem überschaubaren Zeitraum durch ein neu gefundenes Verhalten die Anspannung reduzieren, wird die Tendenz stärker, in vertraute, stabile, alte Funktionszustände zurückzugehen. Dadurch stabilisiert sich das System auf einem niedrigeren Funktionsniveau und neigt zur Erstarrung bzw. Verhaltensfixierung.

Problemverhalten bzw. psychische Störungen können in diesem Sinne als starre, spannungsreduzierende, früh erworbene Bewältigungsreaktionen verstanden werden. Hat sich zum Beispiel ein Kind bei dem Versuch, seine Umgebung zu entdecken, erschreckt oder wurde bestraft, liegt es nahe, in Zukunft derartige Erfahrungen zu vermeiden und sich zurückzuziehen. Konnte hingegen früher durch überangepasst-untergeordnetes Verhalten Zuwendung der Bezugspersonen gewonnen werden, liegt es nahe, dass dieses Muster auch später unbewusst beibehalten wird. Gelang es früher, durch aggressiv-dominantes Verhalten lästige Geschwister vom Leib zu halten, kann dies später als entsprechendes Konkurrenz- und Dominanzstreben in Erscheinung treten. Auch depressives Rückzugsverhalten führt zu einem spannungsarmen, vertrauten Zustand, wenn alle Versuche, die Umgebung zu beeinflussen, regelmäßig scheiterten. Das depressive Rückzugs- oder ängstliche Vermeidungsverhalten im Erwachsenenalter mag jetzt sinnlos und dysfunktional wirken. Zum Zeitpunkt, als es angelegt wurde, war es durchaus wirksam, da aktive, nach außen gerichtete Bewältigungsstrategien möglicherweise nicht erlaubt waren.

Um diese starr und dysfunktional gewordenen Verhaltensmuster zu unterbrechen, geht man in einer Schematherapie analog zum sog. Expositionsverfahren bei Angst- oder Zwangsstörungen vor: Die alten Bewältigungsreaktionen müssen unterlassen werden, wodurch die innere Anspannung erst einmal ansteigt. Dieser Spannungsanstieg muss wie bei der Angstexposition ausgehalten werden, während gleichzeitig aus einer selbstreflexiven Haltung nüchtern auf das geschaut wird, was in der aktuellen Situation tatsächlich passiert (siehe Abb. 3). Der Vergleich zwischen den unbewusst durch die alten Erfahrungen entstandenen Befürchtungen und der jetzigen Situation zeigt, dass heute eine andere Auflösung der Situation möglich ist. Das wird Diskrimi-nationslernen genannt. Wenn die Patienten in der selbstreflexiv-kritischen Beobach-tungshaltung bleiben und genau genug hinschauen, können sie erkennen, wo sich das Verhalten des Therapeuten von dem der früheren Beziehungspartner unterscheidet. Zum Beispiel verhält sich der Therapeut nicht so entwertend oder so ungeduldig wie andere Menschen früher oder geht auf Wünsche ein.

Daher ist eine Technik in der Schematherapie, den Therapieablauf zu unterbrechen, in eine gemeinsame Beobachterperspektive zu wechseln und den Ablauf sachlich zu analysieren. So können Gemeinsamkeiten und Unterschiede erkannt und sogenannte „korrigierende emotionale Erfahrungen" gemacht werden, die zeigen, dass es Ausnah-men von den früher gebildeten Erwartungen gibt. Nach und nach wird so ein neuer, flexiblerer Umgang mit den Aktivierungssituationen angelegt und durch Training (z.B. in Rollenspielen) ausgebaut, wodurch die innere Anspannung tiefer absinkt, als das früher bei den alten Bewältigungsreaktionen der Fall war. Damit sich die Patien-ten auf den Spannungsanstieg einlassen, brauchen sie eine gute, vertrauensvolle Bezie-hung zum Therapeuten. Etwas überspitzt könnte man sagen: Die Patienten lassen sich nur auf den für sie ängstigenden Spannungsanstieg ein, weil sie dem Therapeuten vertrauen und ihn nicht enttäuschen wollen. Damit wird der Therapeut zum Kataly-sator beim Aufbau neuer Verhaltensmuster. Durch Formulierungen wie: „Das schaf-fen wir schon, ich lasse Sie nicht im Stich!" kann die Bindung verstärkt werden.

2.3 Die Grundbedürfnisse

Es gibt verschiedene Zusammenstellungen menschlicher Grundbedürfnisse. Neben den körperlichen Grundbedürfnissen hat Klaus Grawe [4] mit Bezug auf Seymour Epstein vier seelische Grundbedürfnisse formuliert: (1) verlässliche *Bindungen* zu anderen Menschen als Grundlage für eine Autonomieentwicklung, (2) ein Gefühl der Sicherheit und der *Orientierung* bzw. *Kontrolle* darüber, dass die Umgebungsbedingungen stabil und vorhersagbar sind, damit komplexitätssteigernde neue Erfahrungen gemacht werden können, (3) *Selbstwerterhöhung* mit dem Ziel, vor sich und anderen gut dazustehen, sowie (4) *Lust oder Unlustvermeidung* als verhaltenssteuerndes Prinzip für Annäherungs- oder Vermeidungsverhalten. Obwohl Bindung und Kontrolle grundlegendere Bedürfnisse sind, sind auch Selbstwerterhöhung und Lust für eine zufriedene Lebensführung unverzichtbar. Langfristig müssen also alle vier Grundbedürfnisse ausbalanciert werden. Wird ein Grundbedürfnis längerfristig vernachlässigt, kann das zu Einseitigkeiten in der Persönlichkeitsentwicklung bis hin zu psychischen Störungen führen.

Das erste Grundbedürfnis, das in der frühen Kindheit befriedigt werden muss, ist das *Bindungsbedürfnis.* Die Menschen sind biologisch auf Bindung hin ausgerichtet, da sie sonst als „physiologische Frühgeburt" nicht überlebensfähig wären. René Spitz schrieb bereits 1946, dass Säuglinge sterben würden, wenn sie nicht genug Bindung erhielten [8]. Wenden sich dagegen die Eltern verlässlich dem Säugling zu, wenn er es braucht, entsteht eine sichere Bindung. Unterbleibt diese verlässliche und geduldige Zuwendung, kann der Säugling in zwei Richtungen reagieren: Er kann versuchen, sich verstärkt den Erwartungen der Umgebung anzupassen, um dadurch die Gunst der Beziehungspersonen zu gewinnen und mehr Zuwendung zu erfahren. Dabei baut er in sich ein inneres Bild der Erwartungshaltung der Umgebung auf. Dies nennt man im Schemamodell den Modus der Inneren Eltern, die sich wie eine antreibende oder strafende innere Stimme zeigen und die alten Regeln und Werte vertreten. Verhält sich der Mensch im Sinne der Inneren Eltern, reduziert er die Konflikte zwischen sich und der Umgebung. Der Preis ist, dass eigene Bedürfnisse nach Selbstwerterhöhung und Lust möglicherweise zurückgestellt werden müssen. In diesem Beziehungsmuster orientieren sich Menschen verstärkt an den Erwartungen der Umgebung und reagieren mit Angst, sobald sich die Bezugspersonen zurückziehen. Das nennt man einen *unsicher-ambivalenten* bzw. *verstrickten Bindungsstil.* Diese Menschen sind sozusagen „übersozialisiert", was von der Umwelt im Regelfall gerne gesehen wird, aber langfristig zu Depressionen oder Somatisierungsstörungen führen kann, weil dabei die eigenen selbstwert- und lustorientierten Tendenzen übermäßig gehemmt werden müssen.

Wenn die Eltern nicht verlässlich verfügbar waren, kann das dazu führen, dass die betroffenen Menschen weniger die Bindung suchen, als sich verstärkt darum zu bemühen, die Umgebung zu verstehen und zu kontrollieren. Dadurch erwerben sie eine gewisse Sicherheit und Kontrolle über die Umgebung, was ihnen mehr Stabilität verleiht, als sich immer wieder in frustrierende Bindungssituationen zu begeben. Der daraus resultierende Bindungsstil wird *unsicher-vermeidende* bzw. *distanzierte Bindung* genannt. Die entsprechenden Menschen können sehr autonom und selbstsicher wirken und versuchen, über Macht und Wissen Kontrolle über ihre Umgebung auszuüben. Menschen dieses Bindungstyps sind häufig selbstständig oder streben führende Positionen an bzw. bevorzugen Arbeitsplätze, in denen sie auf sich selbst gestellt sind. Der Preis dieses Bindungsmusters ist eine gewisse Unfähigkeit, sich auf enge Begegnungen einzulassen, was sich negativ auf Paarbeziehungen auswirken kann. Häufig suchen sie sich unterordnungsbereite, unsicher-ambivalente Beziehungspartner, die sich von ihnen führen lassen und ihre Kontrollbemühungen nicht infrage stellen. Menschen dieses Bindungsstils laufen Gefahr, dass sie die Erwartungen der Umwelt nur ungenügend in ihren eigenen Überlegungen berücksichtigen und daher »untersozialisiert« wirken und sich schlecht unterordnen bzw. Grenzen einhalten können. Beide Bindungsstile und die dazu passenden Bewältigungsstile der Unterordnung bzw. der Überkompensation oder Dominanz können die Persönlichkeit über lange Zeit stabilisieren, insbesondere wenn ein passender Partner gewählt wird. Diese sog. „komplementären Dyaden" (d.h. Zweierbeziehungen) können perfekt zusammenspielen, sodass Jürg Willi [9] dies „kollusive" Beziehungsmuster nannte (vom lateinischen „coludere", d.h. zusammenspielen).

Es gibt aber auch Menschen, denen es nicht möglich war, sich durch Unterordnung Bindung zu sichern oder durch Überkompensation stabile Kontrolle zu erwerben. Dies kann dann der Fall sein, wenn die Bezugspersonen einerseits keine sichere emotionale Basis darstellten, aber andererseits auch Autonomie stark eingrenzten oder sogar unvorhersehbar bestraften. Da die Menschen keine andere Form von Bindung kennengelernt haben, gewöhnen sie sich an diese Form der Bindung. Dies ist zum Beispiel bei Familien, in denen körperliche oder sexuelle Gewalt auftreten, der Fall. Kinder in solchen Familien sind dann geneigt, im Sinne der gebildeten Attraktoren auch später Partner zu suchen, die sie emotional vernachlässigen und körperlich oder auch sexuell misshandeln bis hin zu sadomasochistischen Beziehungsformen. Jeffrey Young nennt diese Neigung, sich stark von solchen Partnern angezogen zu fühlen, die einem eigentlich nicht guttun, „Beziehungs-Chemie". Hinter dieser Partnerwahl steckt also kein unbewusster Wunsch nach Auflösung dieser Beziehung, sondern es sind schlicht Prozesse der Bahnung bzw. Attraktorenbildung. Die Menschen wählen unbewusst das, was sie kennen und was ihnen damit eine gewisse Vertrautheit und Sicherheit gibt. Die Betroffenen stecken aber in einem Dilemma: Suchen sie Nähe, werden sie wieder verletzt werden. Ziehen sie sich zurück, fühlen sie sich leer und einsam. Diese Menschen reagieren mit zum Teil abrupt wechselnden Bewältigungsreaktionen auf dieses Dilemma: Entweder ziehen sie sich in eine gewisse Erstarrung und Gefühlsvermeidung zurück bis hin zur Dissoziation, was die Verletzungen weniger schmerzhaft macht und ein Minimum an Kontrolle und eine gewisse Unlustvermeidung ermöglicht. Dabei müssen aber die Grundbedürfnisse nach Lust- und Selbstverwirklichung zurückgestellt werden. Die werden dann ersatzweise in Fantasie- oder Tagtraumwelten ausgelebt. Oder es kommt zu kurzen, intensiven, oft sexuell gefärbten Begegnungen, die jedoch nicht von Dauer sind, da bei einem tieferen Einlassen die alten Verletzungen erwartet werden. Nach einer anfänglichen Idealisierung (auch in der Therapie) kippen die Menschen bei den ersten Enttäuschungen rasch in eine Entwertung, um sich selbst zu schützen nach dem Motto: Lieber verlasse ich, als dass ich verlassen werde. Diesen Bindungsstil nennt man eine *desorganisierte Bindung*. Er kommt häufig bei Patienten mit Borderline-Störungen oder Gewalt- bzw. sexuellen Missbrauchserfahrungen vor. Es ist nicht verwunderlich, dass der Beziehungsaufbau gerade zu dieser Gruppe von Patienten besonders schwierig ist und sie häufig die Therapie abbrechen oder den Therapeuten dazu verleiten, seinerseits die Therapie zu beenden. Sampson und Weiss nennen dieses Verhalten im Rahmen ihrer Control-Mastery-Theorie „Beziehungstest"[1]. Die Beziehungsgestaltung der Schematherapie hilft, diese Beziehungstests zu bestehen und in einer reflexiv-verstehenden Haltung aufzulösen. Im weiteren Verlauf der Therapie sollen die Patienten wieder in Kontakt kommen mit allen ihren Grundbedürfnissen, damit sie in einer erwachsenen Weise eine ausgeglichene Grundbedürfnisbefriedigungsbilanz anstreben können.

3. Das Schemamodell

3.1 Schemaentstehung

Intensive und wiederholte negative emotionale Erlebnisse führen zu einer so starken Erregung der reagierenden Neuronen, dass sie sich intensiver miteinander vernetzen und so eine spezifische Erregungsbereitschaft ausbilden. Diese *Reaktionsbereitschaft* nennt man ein *Schema*. Man könnte dies als eine emotionale „Wunde" (bzw. Vulnerabilität) beschreiben. Wie eine körperliche Wunde kann ein Schema unbewusst bleiben, solange man die Wunde nicht berührt, d.h. solange das Schema nicht aktiviert wird. Daher sind sich die meisten Menschen ihrer Schemata gar nicht bewusst und reagieren sehr verwundert, wenn im Erwachsenenalter plötzlich ganz ungewohnte Erlebensweisen auftauchen, die sie von sich sonst nicht kennen, z.B. Panikanfälle. Sie suchen dann mit dem Verstand im aktuellen Umfeld nach Ursachen für diese Gefühlsaktivierungen (siehe Fallbeispiel im Abschnitt 2.1). Befragt man z.B. Panikpatienten gezielt nach Hinweisen auf stark angstauslösende Situationen in der Kleinkindzeit, werden häufig aus Erzählungen bekannte Ereignisse genannt, für die aber keine bewusst zugänglichen Erinnerungen auf der Gefühlsebene bestehen. Patienten geben z.B. an, in frühester Kindheit im Krankenhaus gewesen, beinahe einmal erstickt oder ertrunken (z.B. durch Verschlucken) oder verloren gegangen zu sein. Häufig schildern sie, dass das „ja gar nicht so schlimm gewesen" sei, was möglicherweise eher die Bewertungen der Bezugspersonen wiedergibt als das eigene Erleben. Bevor im sprachverbundenen Gedächtnissystem Erinnerungen angelegt werden, werden aber auf der emotionalen und körperlichen Ebene Gedächtnisinhalte gespeichert, die durch bestimmte Schlüsselreize (sog. Trigger) aktiviert werden können. Diese Art von Aktivierung durch Trigger nennt man „bottom-up"-Aktivierung, weil sie unbewusst aus den tieferen Hirnstrukturen heraus erfolgt. Eine Aktivierung, die von bewussten Denkvorgängen ausgeht, nennt man „top-down"-Aktivierung. Zur Veranschaulichung der „bottom-up"-Aktivierung ein Fallbeispiel:

FALLBEISPIEL

Eine Patientin entwickelte nach einer Vollnarkose eine kaum beeinflussbare Panikstörung mit starken Todesängsten. In einer Imaginationsübung erinnerte sie sich über die Affektbrücke des Gefühls, in Ohnmacht zu fallen, an das Tapetenmuster ihres Kinderzimmers. Kurz danach fiel ihr ein, dass ihre Eltern erzählt hätten, dass sie in diesem Zimmer beinahe erstickt wäre, weil sie sich die Schnur, mit der ihre Bettdecke befestigt war, um den Hals gewickelt hatte. Sie sei wohl schon ganz blau gewesen, als sie von den Eltern in letzter Sekunde noch gerettet wurde. Nach dieser Erkenntnis konnte die Patientin deutlich leichter eine innere Distanz zu den Panikanfällen aufbauen und die Gefühle top-down kognitiv „herunterregulieren".

Ein Schema bewirkt bei seiner erneuten Aktivierung, dass alle Funktionssysteme des betroffenen Menschen in einer ganz bestimmten Weise reagieren und so z.B. das komplexe Bild eines Panikanfalls bewirken. Bildlich gesprochen geht die in der Kindheit angelegte „Panikschublade" auf und alle Gedanken (Kognitionen), Emotionen, Körpergefühle und unbewusste körperliche (physiologische) Aktivierungszustände werden „auf Panik geschaltet". Die Aktivierung eines Schemas führt also zu einer spezifischen Aktivierung sehr verschiedener neuronaler Systeme in unterschiedlichen Strukturen in einer ganz spezifischen Weise. Dadurch wird die aktuelle Situation immer mehr im Sinne der Schemata interpretiert und mit zunehmend starren Bewältigungsreaktionen reagiert. Die Schemata treiben das Verhalten in die vorgeprägten, alten Bahnen. Dabei bleiben die Schemata den Patienten selbst unbewusst und sie denken, dass sie immer wieder neu in den aktuellen Situationen spontan reagieren, während tatsächlich das Erleben und Verhalten durch die Schemata teilweise vorbestimmt werden. Im Prozess der Schematherapie werden die aus den Schemata hervorgehenden Aktivierungszustände vom Therapeuten „markiert", beschrieben und auf die früh erworbenen Schemata zurückgeführt. Dadurch wird den Patienten nach und nach deutlich, wie sehr die alten Erfahrungen aus der Vergangenheit die Gegenwart unbewusst beeinflussen. Dies sind die von Jeffrey Young so genannten „Lebensfallen". Das Wissen um diese Fallen und der Aufbau einer parallelen, bewusst-rational geführten Handlungsregulation zu dem automatisierten, schemagetriebenen Verhalten erlaubt, im Falle einer Schemaaktivierung die Handlungstendenz zu unterbrechen und nicht dem „emotionalen Autopiloten" zu folgen, wie Jon Kabat-Zinn es nennt[10]. Dieser Prozess kann mit dem Bild einer Gangschaltung verglichen werden: Während der Mensch zunächst geneigt ist, im alten Gang zu bleiben, kann durch einen bewussten Akt dieser herausgenommen und im Leerlauf ganz bewusst eine Wahl getroffen werden, welcher Gang nun eingelegt werden soll (siehe Abb. 4). Man kann das zum Beispiel üben, indem man einem bestimmten Willensimpuls gerade *nicht* folgt, beispielsweise indem man – was jedoch nicht ungefährlich ist! – an einer gelben Ampel anhält, obwohl man spontan den Impuls hätte, weiterzufahren. Man kann auch gezielt einen anderen Brotbelag wählen, als man spontan nehmen würde, Kleidungsstücke vorsätzlich in einer veränderten Reihenfolge anziehen oder eine Zigarette nicht rauchen, zu

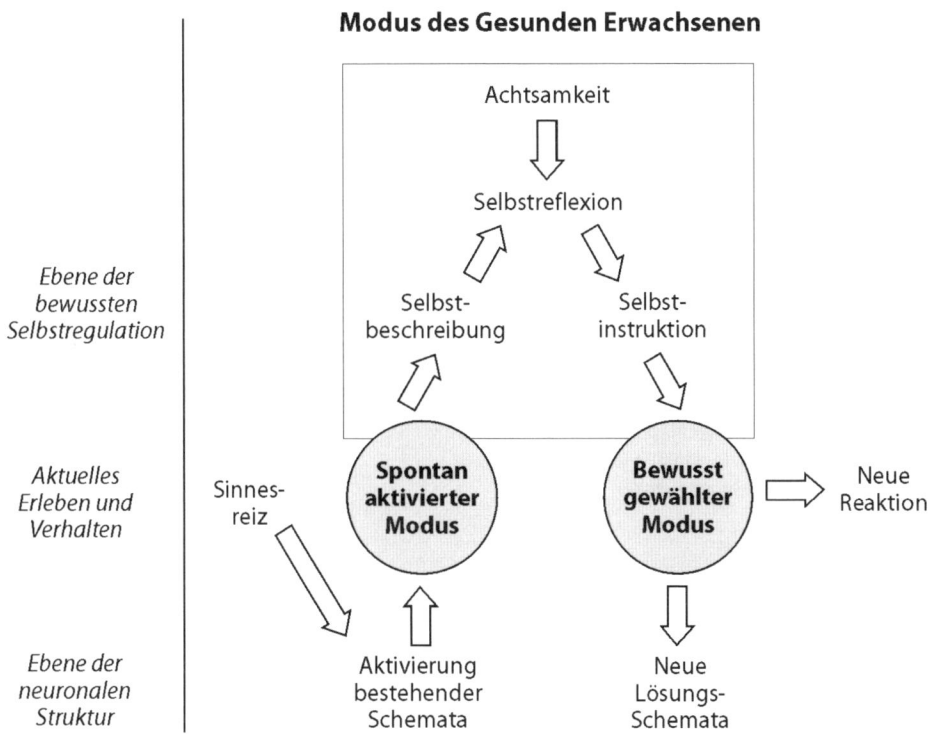

Abbildung 4: Die Funktion des Modus des Gesunden Erwachsenen

der es einen eigentlich drängt. Es gibt eine Unzahl von Möglichkeiten im Alltag, durch bewusste Entscheidungen den autonomen Entscheidungsprozessen entgegenzuarbeiten. Hier zeigen sich Reste einer sogenannten „praktischen Willensfreiheit". Diese auszubauen ist für das Gelingen einer Schematherapie sehr wichtig. Um diesen Handlungsfreiraum zu betonen, gehören bei einer Schematherapie die gezeigten Bewältigungsreaktionen nicht zum Schema selbst. Das aktivierte Schema drängt einen lediglich zu einer bestimmten Handlung. In der Therapie wird versucht, die letztlich unvermeidbare Schemaaktivierung von der Ausführung der Bewältigungsreaktion zu trennen, um neue, erwachsene Bewältigungsreaktionen zu initiieren. Ziel der Therapie ist also ausdrücklich *nicht*, das durch die Schemaaktivierung bewirkte Erleben zu verhindern (z.B. Angstgefühle oder Anspannung), sondern die symptomverstärkenden Handlungen zu verändern, also nicht panisch zu handeln, depressiv zu grübeln oder zum Spannungsabbau zu trinken.

Aus der praktischen Beobachtung ihrer Patienten heraus haben Jeffrey Young und seine Kollegen im Laufe der Zeit 18 Schemata benannt, die in einem zweiten Schritt dann theoretisch auf ihre Trennschärfe untersucht wurden. In diesem Sinne sind die

Schemata auch keine vollständige Systematik oder Persönlichkeitstypologie, sondern erfahrungsbasierte, häufige Erlebensweisen bzw. Handlungstendenzen. Die Schemata können entsprechend den dahinterstehenden, frustrierten Grundbedürfnissen fünf Domänen zugeordnet werden (siehe Tab. 1). Die Grundbedürfnisse werden von Young geringfügig anders formuliert als in der vierten Spalte von Tabelle 1. Dort sind die Grundbedürfnisse so genannt, wie es von Klaus Grawe vorgeschlagen wird (siehe Abschnitt 2.3). Von Young werden an verschiedenen Stellen etwas unterschiedliche Bezeichnungen für die Schemata verwendet. Daher rühren die Namen in Klammern bei der folgenden Beschreibung.

Nr.	SCHEMA	DOMÄNE	GRUNDBEDÜRFNIS
1. 2. 3. 4. 5.	Emotionale Vernachlässigung Verlassenheit/Instabilität (im Stich gelassen) Misstrauen/Missbrauch Isolation Unzulänglichkeit	Abgetrenntheit und Ablehnung	Bindung
6. 7. 8. 9.	Erfolglosigkeit/Versagen Abhängigkeit/Inkompetenz Verletzbarkeit Verstrickung/unentwickeltes Selbst	Beeinträchtigung von Autonomie und Leistung	Kontrolle nach außen (Autonomie)
10. 11.	Anspruchshaltung/Grandiosität (besonders sein) Unzureichende Selbstkontrolle/Selbstdisziplin	Beeinträchtigung im Umgang mit Begrenzungen	Kontrolle nach innen
12. 13. 14.	Unterwerfung/Unterordnung Aufopferung Streben nach Zustimmung und Anerkennung (Beachtung suchen)	Fremdbezogenheit	Selbstwert- erhöhung
15. 16. 17. 18.	Emotionale Gehemmtheit Überhöhte Standards (unerbittliche Ansprüche) Negatives hervorheben Bestrafungsneigung	Übertriebene Wachsamkeit und Gehemmtheit	Lust-/ Unlust- Vermeidung

Tabelle 1: Schema-Domänen-Grundbedürfnisse

3.2 Die Beschreibung der Schemata

1. Domäne – Abgetrenntheit und Ablehnung
(entstanden durch die Frustration des Bindungsbedürfnisses):

1. *Emotionale Vernachlässigung:*
   Bewirkt ein Gefühl, emotional von anderen trotz deren Anwesenheit nicht das zu bekommen, was man braucht.
2. *Verlassenheit und Instabilität (im Stich gelassen):*
   Entsteht, wenn das Kind über zu lange Zeit und unvorhergesehen tatsächlich im Stich gelassen wurde.
3. *Misstrauen/Missbrauch:*
   Dieses Schema ist Folge der Erfahrung, von anderen verletzt, missbraucht, gedemütigt, betrogen, belogen, manipuliert oder ausgenutzt zu werden. Auch extreme Vernachlässigung oder das Gefühl, immer den Kürzeren zu ziehen und keine Chance zu haben, das zu ändern, kann zu diesem Schema führen.
4. *Isolation:*
   Dieses Schema entsteht in der Regel erst in der späteren Kindheit und Jugendzeit infolge von Ausgrenzungen, Demütigungen und nachfolgendem Rückzug.
5. *Unzulänglichkeit/Scham:*
   Entwertende Kritik von Bezugspersonen kann zu einem diffusen Gefühl führen, minderwertig, schlecht, unerwünscht und nicht liebenswert zu sein.

2. Domäne – Beeinträchtigung von Autonomie und Leistung
(entsteht durch die Frustration des Kontroll- und Sicherheitsbedürfnisses der Umwelt gegenüber):

6. *Erfolglosigkeit/Versagen:*
   Das Schema wird gefördert durch überkritische, leistungsbezogene Rückmeldungen von Bezugspersonen und führt zu einem Mangel an Selbstvertrauen.
7. *Abhängigkeit und Inkompetenz:*
   Dieses Selbsterleben entsteht, wenn dem Betroffenen z.B. durch überkontrollierende Eltern zu viele Entscheidungen abgenommen werden.
8. *Verletzbarkeit:*
   Eine überfürsorglich-ängstliche Haltung der Bezugspersonen kann dazu führen, dass sich die Betroffenen immanent von Katastrophen oder schlimmen Ereignissen bedroht fühlen, ohne sich angemessen schützen zu können.
9. *Verstrickung/unterentwickeltes Selbst:*
   Dieses Schema beschreibt eine übermäßige Verbundenheit mit engen Angehörigen (Eltern oder Partner). Das eigene Lebensglück wird von der Zufriedenheit der

anderen abhängig gemacht. Ohne den Kontakt zur Familie entstehen Gefühle von Leere, Unsicherheit und Mangel an Orientierung.

3. Domäne – Beeinträchtigung im Umgang mit Begrenzungen
(entsteht durch einen Mangel an Grenzsetzungen und infolgedessen zu geringer Selbstkontrolle):

10. *Anspruchshaltung/Grandiosität (besonders sein):*
    Die Betroffenen nehmen für sich entsprechend besondere Rechte und Privilegien in Anspruch (z.B. sich nicht an Verkehrsregeln halten zu müssen). Ebenso erwarten sie, das, was sie begehren, auch zu bekommen. Ein Gespür für die Bedürfnisse und Empfindungen anderer fehlt.
11. *Unzureichende Selbstkontrolle/Selbstdisziplin:*
    Mangelnde Forderungen in der Kindheit mindern die Bereitschaft, sich anzustrengen, Frustrationen zu tolerieren, eigene Gefühle zu regulieren und sich einzuordnen.

4. Domäne – Fremdbezogenheit
(führt zu einer Frustration des Bedürfnisses nach Selbstwerterhöhung):

12. *Unterordnung/Unterwerfung:*
    Dieses Schema entsteht, wenn die Bezugspersonen nachhaltig das Gefühl vermitteln, dass die Gefühle, Bedürfnisse und Wünsche des Kindes keine Bedeutung haben. Dies kann langfristig zu passiv-aggressivem Verhalten, unkontrollierten Wutausbrüchen, psychosomatischen Symptomen, Substanzabhängigkeiten oder generalisierten Gefühlsverflachungen führen.
13. *Aufopferung:*
    Benutzen Bezugspersonen Kinder verstärkt zur Bewältigung eigener Probleme, entwickeln die Betroffenen häufig das Bedürfnis, die Wünsche anderer Menschen zu erfüllen, um dadurch ein Minimum an Zuwendung zu bekommen.
14. *Streben nach Zustimmung und Anerkennung* (Beachtung suchen):
    Drängen Bezugspersonen übermäßig auf sozial erwünschtes Verhalten, kann das später zu der Tendenz führen, die Aufmerksamkeit oder Bewunderung durch Wohlverhalten auf sich zu ziehen, um dadurch den Selbstwert zu steigern.

5. Domäne – übertriebene Wachsamkeit und Gehemmtheit
(führt zu einer Unterdrückung des Grundbedürfnisses nach Lust und Freude):

15. *Emotionale Gehemmtheit:*
    Harte Eingrenzungen und Bestrafungen können hemmen, sich spontan und impulsiv zu verhalten, weil eine latente Angst besteht, sich „daneben" zubenehmen und beschämt zu werden (außer z.B. unter Alkoholeinfluss).

16. *Überhöhte Standards* (unerbittliche Ansprüche):
    Dieses Schema entsteht durch übermäßige Leistungsanforderungen der Eltern. Es führt zu Perfektionismus, strengen internalisierten Leistungsanforderungen und der Tendenz, immer effektiv und zeitsparend zu leben.
17. *Negatives hervorheben/Pessimismus:*
    Menschen mit diesem Schema zeichnen sich durch einen durchgehenden Persönlichkeitszug von Negativität bzw. Pessimismus aus. Sie sind anhaltend besorgt über anstehende Verschlechterungen bzw. Krisen und suchen nach Anzeichen für deren Beginn.
18. *Bestrafungsneigung:*
    Das Schema führt dazu, Fehler oder Schwächen bei sich oder bei anderen nicht zu tolerieren und tendenziell hart zu bestrafen. Normabweichendes Verhalten wird abgelehnt, Ausnahmen von Regeln werden nicht toleriert.

Young unterscheidet zwei Arten von Schemata: zum einen die sogenannten *unkonditionalen Schemata,* die unmittelbarer Niederschlag negativen emotionalen Erlebens sind. Dies sind vor allem die Schemata der ersten beiden Domänen. Auch die Schemata „Grandiosität (besonders sein)" und „Ungenügende Selbstkontrolle/Selbstdisziplin" können durch mangelnde Grenzsetzung bewirkte, spontane Reaktionsbereitschaften sein. Daneben beschreibt Young sogenannte *konditionale Schemata,* die bereits auf Schemaebene Anpassungs- bzw. Bewältigungsreaktionen darstellen. Dies betrifft vor allem die vierte und fünfte Domäne. So kann zum Beispiel das Schema „Unterordnung" dazu beitragen, dass das Kind mehr Zuwendung erhält, um damit das Schema „Emotionale Vernachlässigung" abzuschwächen. Oder das Schema „Unerbittliche Ansprüche" soll verhindern, dass das Schema „Unzulänglichkeit/Scham" ausgelöst wird. In diesem Sinne kann ein Grandiositätsschema auch ein konditionales Schema sein, um zum Beispiel Verletzbarkeits- oder Unzulänglichkeitserleben zu verhindern (siehe auch fett gedruckte Schemata in der Spalte „Kompensation" auf Seite 39).

3.3 Schemabewältigung

*Y*oung beschreibt *drei* grundsätzliche *Bewältigungsreaktionen,* die (neben den konditionalen Schemata) im zwischenmenschlichen Kontakt Schemaaktivierungen verhindern sollen: *Vermeidung, Kompensation* und *Erduldung* (siehe Abb. 5).

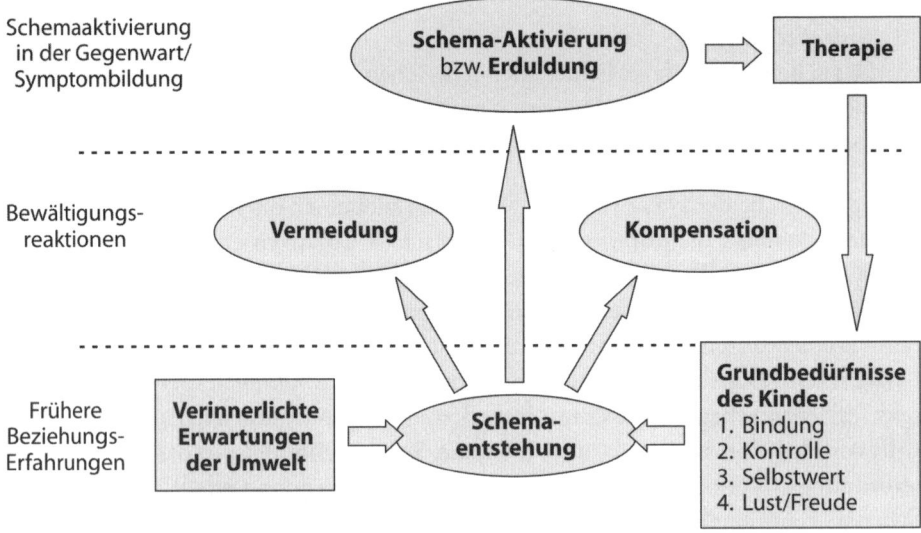

Abbildung 5: Schemaentstehung, Bewältigungsreaktionen und Therapie

Diese stellen Varianten der biologisch angelegten Flucht-, Kampf- und Unterwerfungsmuster dar. In Tabelle 2 sind für alle Schemata Beispiele für die drei Bewältigungsreaktionen beschrieben. Grundsätzlich können Patienten Bewältigungsreaktionen z.T. sehr abrupt wechseln und situativ unterschiedlich einsetzen. Welche Bewältigungsreaktion in welcher Situation eingesetzt wird, hängt auch von der Konstitution oder dem aktuellen Kräftezustand ab. Befinden sich Menschen in einem gereizt-aktivierten Zustand, neigen sie eher zur kämpferischen Kompensation – fühlen sie sich schwach und verletzbar, werden sie geneigt sein, mit Unterwerfung oder Vermeidung zu reagieren. Werden Bewältigungsreaktionen sehr stabil eingesetzt, bildet sich ein durchgängiger Bewältigungsstil aus, wie das bei den Bindungsstörungen im Abschnitt 2.3 beschrieben wurde. Das kann über viele Jahre zur Stabilisierung führen. Patienten mit stabil kompensierendem oder unterordnendem Bewältigungsstil kommen daher häufig erst jenseits der Lebensmitte in Behandlung, was sich in der Altersstruktur von psychosomatischen Kliniken deutlich niederschlägt. Über zwei Drittel der Patienten sind dort zwischen 35 und 50 Jahre alt. Starr eingesetzte Bewältigungsstile engen langfristig die Reaktionsflexibilität im Erwachsenenalter zunehmend ein und werden dadurch dysfunktional. Dies bedeutet, dass die Grundbedürfnisse nach Bindung, Selbstwert und Lust nicht mehr ausreichend befriedigt werden können und die Patienten zunehmend unzufriedener und angespannter werden, was zu klinischen Symptomen bzw. konkreten Krankheitsbildern (z.B. Depressionen, Ängsten oder auch körperlichen Symptomen) führen kann. In einer Schematherapie werden aber nicht nur die vordergründige Symptomatik und die sichtbaren Bewältigungsreaktionen behandelt (was Rainer Sachse[11] die „Spielebene" nennt), sondern es wird auf die hintergründigen Grundbedürfnisse und die verinnerlichten Wertesysteme eingegangen, die die Bewältigungsreaktionen hervorgebracht haben (die sog. „Motivebene"). Gelingt es durch eine Schematherapie, dass Patienten einen Zugang zu ihren unbewussten emotionalen Motiven bzw. Grundbedürfnissen finden und sich besser von ihren unbewusst verinnerlichten Wertesystemen distanzieren können, ist ihnen nachhaltiger geholfen als durch eine reine symptombezogene Behandlung.

Nr.	SCHEMA	ELTERNVERHALTEN	KOGNITION
1.	Emotionale Vernachlässigung	Vernachlässigung in Anwesenheit der Eltern – kaltes, ablehnendes Verhalten	„Ich bin wertlos und überflüssig. Ich muss alles selbst tun – von den anderen kann ich nicht viel erwarten."
2.	Verlassenheit Instabilität (im Stich gelassen)	Reale Abwesenheiten ohne Versorgung; Deprivation; auch unvorhersehbare Wechsel von Fürsorge und Alleinlassen	„Alles, was ich habe, werde ich wieder verlieren. Wenn es mal gut geht, hält das nie lange an!"
3.	Missbrauch	Emotionaler, körperlicher oder sexueller Missbrauch	„Andere sind gefährlich und werden mich verletzen. Ich habe es nicht besser verdient."
4.	Soziale Isolation	Ausgrenzungserfahrungen (oft erst im Jugendlichenalter); verstärkt bei sozialen oder ethnischen Minderheiten	„Ich bin anders als die anderen. Ich werde nicht verstanden. Ich habe keine Chance."
5.	Unzulänglichkeit/ Scham	Entwertungen und Herab-setzungen des Kindes (besonders vor anderen)	„Ich bin nicht o.k. und das wer-den die anderen bald merken. Ich bin an allem schuld."
6.	Erfolglosigkeit/ Versagen	Fehlende Unterstützung und Ermutigung	„Alle anderen können das besser. Ich werde das nie schaffen."
7.	Abhängigkeit/ Inkompetenz	Übervorsichtige Eltern; Überprotektion; Kinder nichts ausprobieren lassen	„Andere sind geschickter als ich – lieber frage ich die, was ich machen soll."
8.	Verletzbarkeit	Überbeschützende, ängstliche, kontrollierende Eltern	„Die Welt ist gefährlich, unberechenbar und feindlich. Du bist nie wirklich sicher."
9.	Verstrickung/ unentwickeltes Selbst	Kinder systematisch von sich abhängig halten; Schuldgefühle erzeugen; aktiv klammern	„Wir können ohne einander nicht sein. Ich bin schuld, wenn die anderen leiden."

ERDULDUNG	VERMEIDUNG	KOMPENSATION
Mangel an Selbstfürsorge; Selbstschutz und Selbstorganisation	Rückzug; einsamer Wolf; Tagträume	Andere ausnutzen; sich anklammern *oder* Helfersyndrom; **Aufopferung**
Eifersucht; Ängstlichkeit in Beziehungen; Beziehungen zu Menschen suchen, die nicht erreichbar sind	Keine Beziehung eingehen; Hobbys alleine ausüben; viele und oberflächliche Kontakte zur Ablenkung	Andere überfordern und kontrollieren *oder* andere von sich abhängig machen; Beziehungen abbrechen, bevor es die anderen tun; **besonders sein**
In missbrauchenden Beziehungen bleiben; Umgebung misstrauisch beobachten bzw. witternd „abscannen"	Beziehungsvermeidung; gleichgeschlechtliche Beziehungen; nichts von sich erzählen; andere nicht heranlassen	Sich feministisch überengagieren; Kampfsport; zuerst missbrauchen bzw. angreifen; **Bestrafungsneigung** *oder* übermäßig vertrauensselig sein
Sich nicht aktiv integrieren und als Minderheit fühlen und über die Ausgrenzung klagen	Fremden ausweichen; nur enge Verbindungen zur Familie oder Gleichgesinnten eingehen	Starkes Leistungsverhalten und übermäßig Unterordnung unter Gruppennormen oder Bandenbildung; Delinquenz; Sabotage
Entwürdigende Arbeiten oder Beziehungen aufrechterhalten; sich nicht weiterentwickeln; Sündenbockrolle annehmen	Schweigender Rückzug; überwiegend Kontakt zu vertrauten Menschen eingehen; nicht viel sagen, lieber zuhören	**Unerbittliche Ansprüche**; einseitige Fähigkeiten ausbilden; Überkorrektheit *oder* grandiose Selbstüberschätzung mit Herabsetzung anderer
Unterfordernde Arbeit annehmen und beibehalten; Schicksalsergebenheit	Verbitterung; Resignation; sich nicht fortbilden; keine Risiken eingehen	**Unerbittliche Ansprüche**; Perfektionismus *oder* die Leistung der anderen kleinmachen
Sich in Beziehungen übermäßig vom Partner abhängig machen; alleine kaum Entscheidungen treffen	Keine Verantwortung übernehmen; sich nie gegen mächtige andere stellen	Risikoarme Berufe ergreifen (Beamtung, Bank); sich mächtigen Vereinen anschließen *oder* Pseudoautonomie zeigen
Ständiges Suchen nach Hinweisen auf gefährliche Informationen und drohende Gefahren	Sich alleine nicht in neue oder unübersichtliche Situationen begeben	Absicherungsverhalten (viele Versicherungen abschließen); **negatives Hervorheben** *oder* aktives Risikoverhalten
Bindung an die Eltern nicht aufgeben; häufige Kontakte (z.B. tägliche Telefonate)	Keine anderen Beziehungen eingehen; Unruhe, wenn sich die Anderen nicht melden	Starker Einsatz für die Familie *oder* rigide Abgrenzung; „Ersatzfamilien" (Wohngemeinschaften)

Nr.	SCHEMA	ELTERNVERHALTEN	KOGNITION
10.	**Anspruchshaltung/ Grandiosität** (besonders sein)	Fehlende Grenzsetzung *oder* **Kompensation** der Schemata „emotionale Vernachlässigung" oder „Unzulänglichkeit/Scham"	„Das steht mir zu. Ich bin etwas Besonderes. Ich muss mich nicht an die Regeln halten."
11.	**Unzureichende Selbstkontrolle/ Selbstdisziplin**	Schlechte Elternvorbilder; zu wenig Disziplinvermittlung bzw. Vernachlässigung durch abwesende oder überforderte Bezugspersonen	„Ich kann das nicht aushalten. Das schaffe ich sowieso nicht, das macht keinen Spaß – was soll das bringen?"
12.	**Unterwerfung/ Unterordnung**	Dominante, strenge Eltern, die keinen Widerspruch dulden	„Die anderen wissen es besser. Es hat keinen Sinn zu kämpfen, du verlierst letztendlich doch immer! Füge dich lieber."
13.	**Aufopferung**	Überforderte schwache Eltern; Kinder haben früh Funktionen der Eltern übernommen (sog. Parentifizierung)	„Ich muss den Laden am Laufen halten, ohne mich bricht alles zusammen."
14.	**Streben nach Zustimmung und Anerkennung** (Beachtung suchen)	Belohnung durch die Eltern bei Wohlverhalten; unsichere Bindung	„Ich muss es anderen recht machen, um geliebt zu werden."
15.	**Emotionale Gehemmtheit**	Kalte, unemotionale Eltern; Bestrafung von spontanem Verhalten	„Wenn ich meine Gefühle zeige, werde ich bestraft – also lieber nichts sagen."
16.	**Überhöhte Standards, enerbittliche Ansprüche**	Leistungsbezogene Zuwendung: „Liebe für Leistung"	„Nur wenn ich gut bin, bin ich etwas wert. Es geht immer noch etwas besser. Ich brauche keine Pausen."
17.	**Negatives hervorheben**	Überängstliche Eltern, die immer Katastrophen befürchten; Angst machende Drohungen	„Wenn es mal gut geht, kommt bald ein Übel: Da ist ein Haar in der Suppe!"
18.	**Bestrafungsneigung**	Eltern vermitteln das Gefühl, dass das Kind grundsätzlich böse ist und bestraft werden muss	„Was Hänschen nicht lernt, lernt Hans nimmermehr! Strafe muss sein!"

ERDULDUNG	VERMEIDUNG	KOMPENSATION
Überwiegend an sich denken; Mangel an Selbstreflexion; für sich selbst Ausnahmen von allgemeinen Regeln beanspruchen	Keine Schwäche zeigen; unabhängig bleiben; Alleinsein/Einsamkeit und Situationen meiden, in denen man nicht im Mittelpunkt steht	„Vasallen" großzügig fördern; durch Spenden sich als Gönner zeigen; andere am eigenen Wohlstand teilhaben (und sich dafür feiern) lassen; der Beste sein wollen und müssen
Mangelnde Frustrationstoleranz; sich nicht an die eigenen Vorgaben halten; bei Problemen schnell aufgeben	Vermeidet Konflikte, Schmerzen, Verletzbarkeit oder Verantwortung für andere zu übernehmen	Sucht; kriminelles Verhalten; auf leicht verdientes Geld aus sein *oder* kurzfristige Versuche, Projekte mit „Gewalt" oder mit übertriebenen Anstrengungen „durchzuziehen"
Unterordnung unter die Erwartungen; Bedürfnisse und Befehle anderer	Durch übermäßig genaues Regelbefolgen und „vorauseilenden Gehorsam" nicht negativ auffallen wollen	Identifikation mit dem Aggressor; Autoritätsgläubigkeit *oder* Rebellion; passiv-aggressives oder provozierendes Verhalten (auch politisch)
Eigene Bedürfnisse zurückstellen; Vergnügungen aufschieben; helfende Berufe ergreifen; sich nützlich machen	Keine engen Beziehungen eingehen, keine Erwartungen wecken	Enttäuschung, wenn die eigene Leistung nicht gebührend anerkannt wird, *oder* überbetonte Abgrenzung
Übermäßiges Streben nach Anerkennung; ohne Lob durch die anderen ist die eigene Leistung nichts wert; den „Glanz in den Augen der anderen" suchen	Verhält sich konformistisch und weicht strengen Personen aus, um nicht negativ aufzufallen	Drängt sich auf die „Bühne" und spielt sich in den Vordergrund (auch wenn es peinlich ist, z.B. als Klassenclown) *oder* extremer Individualismus und Nonkonformismus; Punker
Übermäßige Emotionskontrolle; Sachlichkeit und Vernunft werden überbetont	Spontaneität meiden; nicht auffallen wollen; nicht drängeln oder reklamieren	Vorliebe für straffe Strukturen (Militär, Polizei) *oder* Neigung zu Exzessen (besonders unter Alkohol/Drogen)
Ehrgeiz; Perfektionismus; enge Zeitplanung; Effizienzdenken; sich immer beschäftigt halten	Unstrukturierte Situationen, Pausen oder Ruhe meiden; keine schweren Aufgaben übernehmen	Erhöhtes Leistungsverhalten auch von anderen fordern *oder* Aussteigen und Leistungsverhalten per se infrage stellen (alternative Lebensentwürfe)
Katastrophenberichterstattung in den Medien intensiv verfolgen; immer die schlechteste Lösung erwarten	Vertraute Umgebung und Menschen bevorzugen; Neues vermeiden	Versicherungen abschließen; machen, was andere tun *oder* gefährliche Situationen kleinreden; Risikoverhalten
Zu sich und anderen streng und unnachsichtig sein	Alle Regeln peinlich befolgen, um keine Fehler zu machen	Sich hinter überpersönlichen Regeln verstecken *oder* heuchlerisch Milde zeigen (und Empörung verstecken)

4. Das Modus-Modell

4.1 Entstehung des Modus-Modells und die einzelnen Modi

Nachdem Jeffrey Young sein Schematherapie-Institut in New York gegründet hatte, stieß er vermehrt auf Patienten, die rasch wechselnde Bewältigungsreaktionen zeigten und in den Schemafragebögen bei sehr vielen Schemata hohe Werte anzeigten. Dies erschwerte eine Fallkonzeptionalisierung mit dem Schemamodell und eine systematische Arbeit an den Bewältigungsreaktionen. Daraufhin entwickelte er gegen Ende der 90-er Jahre ein zweites Konzept: das sogenannte Modus-Modell. Während ein *Schema* nicht unmittelbar erleb- und beschreibbar ist, sondern eher eine abstrakte Bezeichnung für eine *hintergründige Erregungsbereitschaft* im Sinne eines Persönlichkeitszuges (sog. trait) darstellt, ist ein *Modus* der aktuell beschreib- bzw. erlebbare, *momentane Zustand der Persönlichkeit* (sog. state). Die Schemata stehen im Hintergrund und treten als Modi in Erscheinung, wenn sie aktiviert werden. In einem Modus können verschiedene aktivierte Schemata in Erscheinung treten (siehe Abb. 6) bzw. ver-

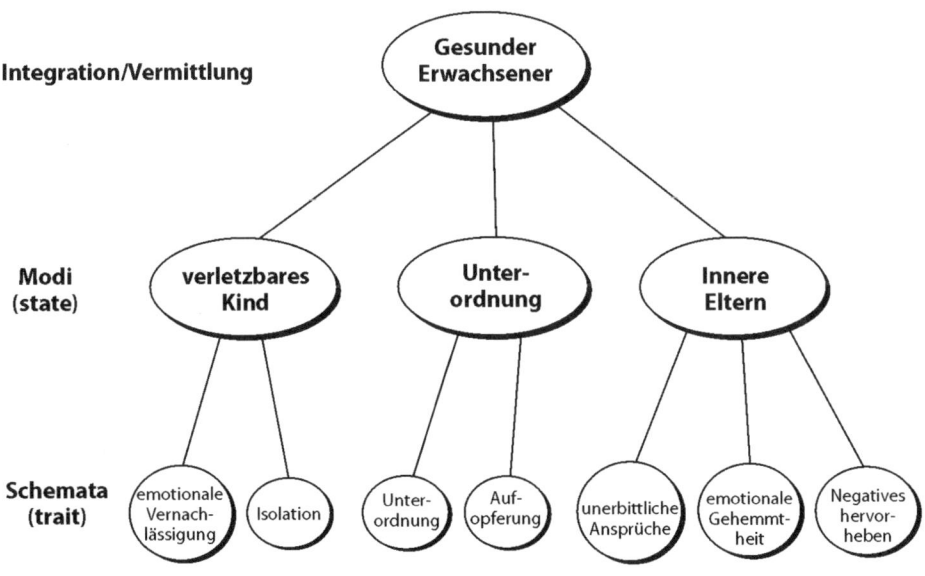

Abbildung 6: Ein Beispiel für Zusammenhänge zwischen Schemata und Modi

schiedene Schemata können den gleichen Modus aktivieren. In unterschiedlichen Situationen kann dasselbe Schema aber auch verschiedene Modi hervorbringen – z.B. kann das Schema „Emotionale Vernachlässigung" sich einmal in einem verletzbaren, ein anderes Mal in einem wütenden Kindmodus zeigen. Oder: „Unzulänglichkeit/Scham" kann einen Unterordnungs- oder einen Distanzierten Beschützermodus aktivieren. Die Verbindung zwischen Schemata und Modi ist also nicht spezifisch, sondern durchaus variabel, denn Schemata und Modi stellen zwei unterschiedliche Beschreibungsebenen bzw. Blickwinkel dar. Es ist daher sinnvoll, entweder mit dem einen oder dem anderen Modell zu arbeiten, um die Patienten (und sich selbst) nicht zu verwirren. Für Therapeuten ist es dennoch hilfreich, mit den Schemata der Patienten vertraut zu sein, auch wenn sie mit dem Modusmodell arbeiten. Während das aktuelle Erleben für die Patienten auf der Oberfläche gut fassbar mit den Modi beschrieben werden kann, führen die Schemata zu den frustrierten Grundbedürfnissen im Hintergrund, die im Laufe der Therapie befriedigt werden müssen. Das Schemamodell kann besonders dann erfolgreich angewendet werden, wenn die Aktivierung einzelner Schemata bzw. starre Bewältigungsreaktionen wiederholt die soziale Interaktion in der Gegenwart beeinflussen, also bei eher weniger komplex gestörten Persönlichkeiten. So kann zum Beispiel eine vermeidende Bewältigung, die die Aktivierung eines Unzulänglichkeits- / Scham-Schemas verhindern soll, zur Aufrechterhaltung einer Angststörung beitragen. Oder das konditionale Schema Unerbittliche Ansprüche fördert durch eine dauernde Anspannung eine somatoforme Schmerzstörung. Entsprechend kann ein konditionales Aufopferungs- oder Unterordnungsschema die Selbstbehauptung beeinträchtigen und damit eine Depression aufrechterhalten.

Besonders Patienten mit einer phasenweise hohen emotionalen Anspannung und entsprechend verminderter kognitiver Differenzierungsfähigkeit (wie z.B. traumatisierte oder Borderline-Patienten, aber auch junge oder weniger gebildete Menschen) erkennen sich dagegen im Modus-Modell leichter wieder. Gerade das rasche Wechseln der Modi (das sogenannte Flippen) lässt sich in diesem Modell gut beschreiben. Während die Schemata eine relativ festgelegte und stabile Systematik darstellen, können die Modi in ihrer Beschreibung an das individuelle Erleben der Patienten angepasst werden. Dadurch finden sich die Patienten in optimaler Weise in dem Störungsmodell bzw. der Fallkonzeption wieder. Im Gegensatz zu der bestehenden Liste der 18 Schemata könnte man sich bei den Modi eine fast unendliche Vielzahl von Beschreibungen vorstellen, die jeweils individuell mit den Patienten abgestimmt werden. Im Sinne der Individualisierung des Therapieansatzes ist dies auch sinnvoll. Vor diesem Hintergrund wurden für verschiedene Störungsbilder auch spezifische Modus-Varianten beschrieben. So hat z.B. David Bernstein in der Forensik die Überkompensations-Modi viel differenzierter herausgearbeitet. Für das Schema-Modus-Inventar (SMI) wurden die 14 wichtigsten und trennschärfsten Modi herausgegriffen. Die Entwicklung dieses Fragebogens ist aber noch nicht abgeschlossen.

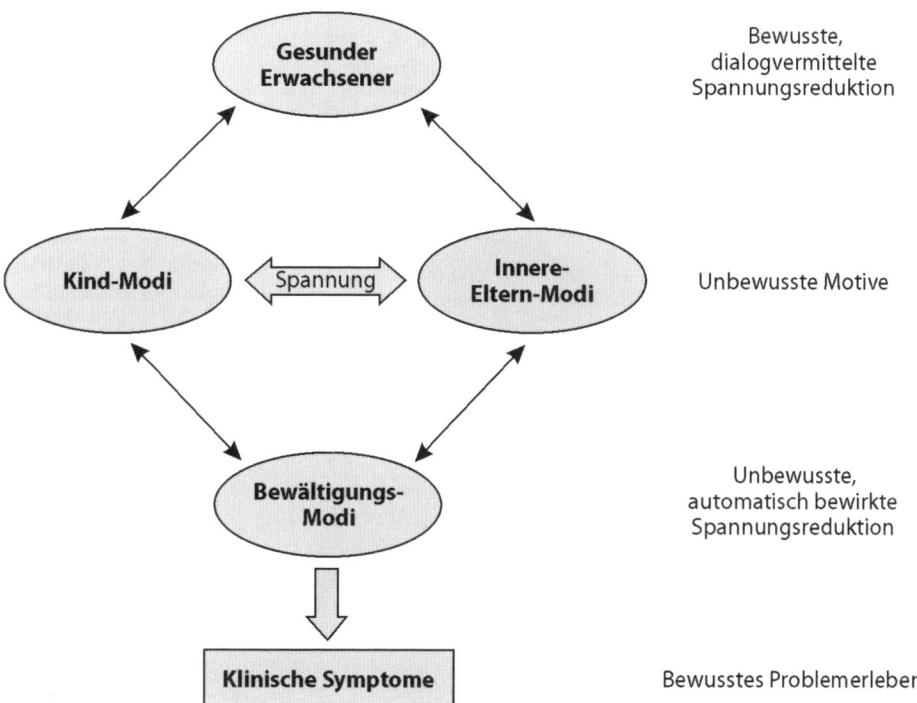

Abbildung 7: Einfaches Modusmodell

Zusätzlich bietet das Modus-Modell den Vorteil, dass alle Erlebensweisen und Reaktionstendenzen in *einem* Modell zusammengefasst werden. Entsprechend besteht das Modus-Modell aus *drei Grundkomponenten:* den sogenannten *Kind-Modi,* die das spontane, unveränderte emotionale Erleben der Patienten darstellen, den sogenannten *Innere-Eltern-Modi,* die den Niederschlag der erlernten und verinnerlichten (internalisierten) Bewertungen und Regeln der Bezugspersonen umfassen, und den *Bewältigungs-Modi,* die die Spannungen zwischen den Bedürfnissen der Kind- und den Erwartungen der Eltern-Modi unbewusst zu reduzieren versuchen. Bedarfsweise kann damit die Problematik eines Patienten mit diesen drei Modigruppen abgebildet werden. Dann kommt nur noch der *Gesunde Erwachsene* als Lösungsmodus dazu (siehe Abb. 7). Bei differenzierten Patienten können besonders die Bewältigungsmodi weiter ausdifferenziert werden, um das Verhaltensrepertoire der Patienten sehr genau zu beschreiben. Abhängig vom Interesse, der aktuellen emotionalen Belastung und den kognitiven Fähigkeiten der Patienten kann das Modell sozusagen wie beim Zoomen mit einer Kamera variabel angepasst werden (siehe Abb. 8).

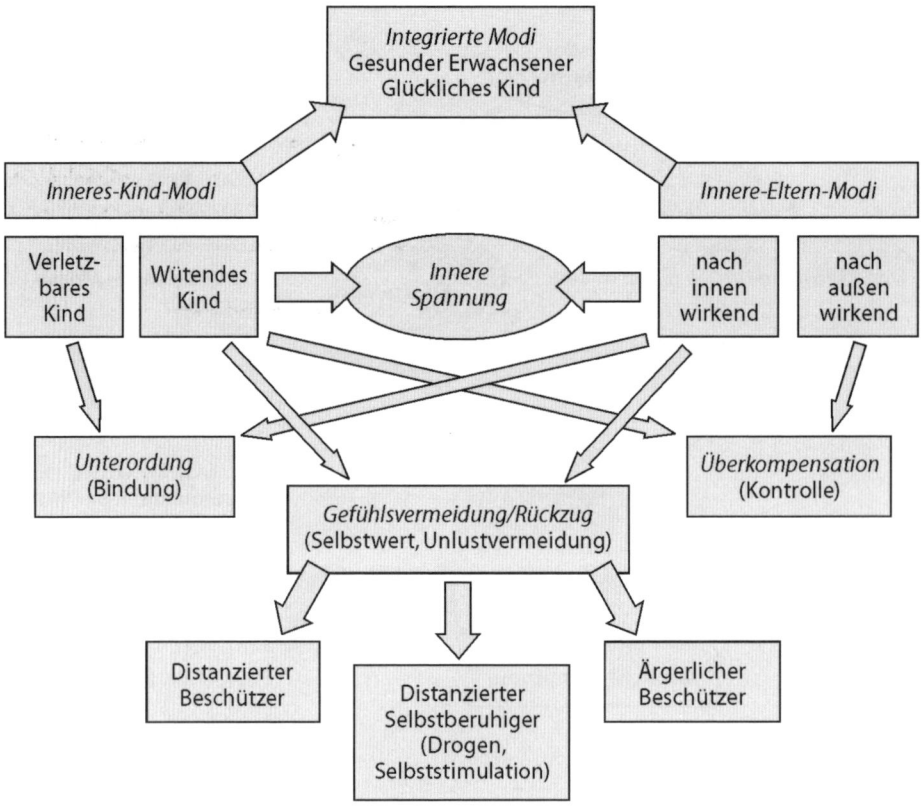

Abbildung 8: Die Dynamik zwischen den wichtigsten Modi

Wie erwähnt, können und sollen die Modi unmittelbar das Erleben der Patienten abbilden. Deshalb werden die Bezeichnungen gemeinsam mit den Patienten gefunden. Die Begriffe werden dem Erleben der Patienten angepasst und nicht das Erleben den Begriffen. Entsprechend kann der *Kind-Modus* als einsam, verletzbar, wütend, enttäuscht, impulsiv, undiszipliniert oder phasenweise auch als glücklich beschrieben werden. Mit Kind-Modus ist nicht wie bei manchen anderen Therapieformen eine konkrete Person im Sinne eines „Inneren Kindes" gemeint, sondern ein emotionaler Aktivierungszustand, wie er bei Kindern spontan auftritt. Bei den *Innere-Eltern-Modi* empfiehlt es sich ebenfalls, beschreibend von Antreibern, Bewertern, Bestrafern, Bremsern oder Quälern zu sprechen. Spricht man dagegen von „Inneren Eltern", werden bei den Patienten schnell Bilder der tatsächlichen Eltern aufgerufen, was an dieser Stelle nicht gemeint ist. Gemeint sind die tief verinnerlichten und zum Selbst gehörigen (sog. ich-synton erlebten) inneren Instanzen. Manche Patienten neigen dazu, sowohl die Kindseite als auch die Inneren Eltern zu sehr als konkrete Personen zu behandeln. Das kann in der Praxis gut funktionieren und ist von daher kein Fehler, aber konzeptionell nicht gemeint. Besonders wissenschaftlich orientierten Kollegen sträuben sich bei diesen Konkretisierungen regelrecht die Nackenhaare (um es vorsichtig auszudrücken). Auch wenn die „Arbeit mit einem Inneren Kind" praktisch hilfreich sein mag, ist es im Sinne einer wissenschaftlichen Akzeptanz der Schematherapie wichtig, dass sich besonders die Therapeuten bewusst sind, dass mit den *Kind-Modi* aus den Körperprozessen kommende, *primäre emotionale Aktivierungszustände* erfasst werden und die *Inneren-Eltern-Modi* unbewusst gelernte *Normen und Regeln* abbilden. Sie erscheinen typischerweise wie eine bewertende, antreibende oder bestrafende innere Stimme, die das wiederholt, was früher von außen gesagt wurde. Dabei können auch Affekte aktiviert werden, z.B. Ungeduld, Gereiztheit oder Verachtung. Aber das sind nicht die „von innen kommenden", primären Gefühle der Kindseite, sondern sog. sekundäre Emotionen bzw. verinnerlichte Gefühlstendenzen der früheren Bezugspersonen, die vermutlich über die sog. Spiegelneuronen in der neuronalen Struktur des Betroffenen repräsentiert und aktivierbar sind. Hier bestehen große Überschneidungen mit dem Konzept der negativen automatischen Gedanken bzw. der Grundannahmen der kognitiven Therapie und zum sog. Über-Ich der psychodynamischen Konzepte bzw. zum Modell der Transaktionsanalyse.

Die Modi der *Inneren Eltern* werden in einer *doppelten Weise* aufgebaut, worauf Heinrich Berbalk analog den Ausführungen von Leslie Greenberg hingewiesen hat: Zum einen bauen die Kinder nach *innen* wirkende Innere-Eltern-Modi auf als innerer Niederschlag der an sie gerichteten Bewertungen und Anweisungen der Eltern, was im psychodynamischen Modell „Internalisierung" genannt wird. Die Innere-Eltern-Modi werden damit zu Stellvertretern der äußeren Eltern in den betroffenen Menschen selbst. In der Psychodynamik wird von einem *„Introjekt"* gesprochen. Positiv gesehen ist dies die Grundlage einer gelungenen Sozialisation, dass Menschen nicht mehr ausschließlich auf äußere Anweisungen angewiesen sind, sondern Regeln und Gesetze verinnerlichen und aus sich heraus befolgen können. Dadurch sichern sie sich langfristig die Grundbedürfnisse nach Bindung und Kontrolle. Im negativen Fall können diese nach innen gerichteten Innere-Eltern-Modi jedoch überschießend wirken und die Grundbedürfnisse nach Selbstwerterhöhung oder Lust zu stark einschränken und damit eine anhaltende Spannung zu den Kind-Modi aufbauen, was sich in einseitig unterordnenden oder gefühlsvermeidenden Bewältigungs-Modi niederschlagen kann und später in manifesten psychischen Störungen.

Die Kinder haben die *Bezugspersonen* aber nicht nur als Introjekt in sich abgebildet, sondern auch als *Modell* erlebt, wie man andere Menschen behandeln kann. So bauen sie nicht nur eine neuronale Struktur in Form der sog. Spiegelneuronen für die nach innen gerichteten, sondern auch unabhängig davon eine neuronale Struktur als nach *außen* gerichtete fordernde oder strafende Eltern-Modi auf. Bereits im Kindesalter können diese nach außen gerichteten Modi in Erscheinung treten, wenn kleinere Geschwister oder andere Kinder aggressiv-überkompensierend behandelt (bzw. gequält) werden. In der Lernpsychologie wird das als *„Lernen am Modell"*, im psychodynamischen Modell als *„Identifikation"* beschrieben. Das kann so weit gehen, dass aus Gewaltopfern später Gewalttäter werden, wenn die physische Kraft und die Macht dazu bestehen. Näheres dazu im Abschnitt 4.3.

Die wichtigsten Modi

Kind-Modi
⤳ Verletzbares Kind
⤳ Ärgerliches (bzw. Wütendes) Kind
⤳ Impulsiv-undiszipliniertes Kind
⤳ Glückliches Kind

Maladaptive Bewältigungsmodi:
Unterordnender Modus (Angepasster Unterwerfer)

Gefühlsvermeidende Modi
a) Distanzierter Beschützer
b) Distanzierter Selbstberuhiger
c) Aggressiver Beschützer

Überkompensierende Modi (Übertreiber)
a) Selbsterhöher/Wichtigtuer
b) Schikanierer- und Angreifer-Modus
c) Manipulierer, Trickser, Lügner
d) Zerstörer-/Killer-Modus
e) Zwanghafter Kontrolleur

Innere-Eltern-Modi:
⤳ Innere Antreiber (nach innen und außen wirkend)
⤳ Innere Bestrafer (nach innen und außen wirkend)
Der Modus des Gesunden Erwachsenen

Tabelle 3: **Die wichtigsten Modi**

Die Gruppe der *Bewältigungs-Modi* lässt sich analog den Bewältigungsreaktionen des ersten Schemamodells in drei Grundtendenzen aufteilen: den Modus der *Unterordnung* bzw. Unterwerfung, den der *Gefühlsvermeidung* und den der aktiv-kämpferischen *Überkompensation*. Diese drei Gruppen von Bewältigungs-Modi können beschreibend weiter unterteilt werden (Übersicht in Tab. 3). Während es bei der Unterordnung nicht viele Varianten gibt, können bei den gefühlsvermeidenden Bewältigungs-Modi auf einem Kontinuum zwischen den Polen der Unterordnung/Unterwerfung und der Überkompensation/Kampf (man könnte auch „Überordnung" sagen) verschiedene Prägnanztypen unterschieden werden (siehe Abb. 8):

Jean Piaget[3] spricht beim *Pol der Unterordnung* von nach innen wirkenden (*internalisierenden*) bzw. sich selbst verformenden (*autoplastischen*) Lösungen und beim *Pol der „Überordnung"* von nach außen gerichtetem (*externalisierendem*) bzw. die anderen verformenden (*alloplastischem*) Verhalten. Auf der passiv-internalisierenden Seite wäre zunächst der *Distanzierte Beschützer* zu erwähnen, der wie eine Mauer Gefühle abblockt bzw. durch Ausweichen versucht, Konflikte zu vermeiden. Verschiedene Verhaltensweisen, in denen sich der Distanzierte Beschützer zeigt, sind in Tabelle 4 aufgeführt. Allen ist gemeinsam, dass durch abblockendes bzw. ausweichendes Verhalten die unangenehmen Gefühle vom Bewusstsein ferngehalten werden sollen.

Erscheinungsformen des Distanzierten Beschützers

⇢ Dem Patienten „fällt nichts ein"
⇢ Anhaltendes Schweigen
⇢ Den Therapeuten „zuquatschen"
⇢ Mit Erklärungen auf Fragen nach Gefühlen antworten
⇢ Keine Gefühle zulassen
⇢ Sich nicht konzentrieren können, abschweifen
⇢ Dissoziieren
⇢ Szenen machen (agieren)
⇢ Stunden versäumen, zu spät kommen, abbrechen
⇢ Hausaufgaben „vergessen"
⇢ Wegen wichtigerer Dingen keine Hausaufgaben machen
⇢ Suchtmitteleinnahme vor der Sitzung

Tabelle 4: Erscheinungsformen des Distanzierten Beschützers

Dann käme der *Distanzierte Selbstberuhiger,* zu dem alle Verhaltensweisen zählen, bei denen durch aktives, z.T. exzessives Verhalten Gefühle betäubt werden. Dazu zählen alle Formen der intensiven bis hin zur suchtartigen Betätigung, wie zum Beispiel intensives Video- oder Computerspielen, Einkaufen, sportliche Betätigungen, Arbeitssucht oder sexuelle Kontakte ohne tiefere Beziehung zum anderen Menschen, außerdem die Einnahme von Drogen, die das Erleben dämpfen bzw. verbessern, insbesondere Alkohol, Opiate, Benzodiazepine und Nikotin. Auch intensives Tagträumen oder das Schneiden als selbstverletzendes Verhalten zur Spannungsreduktion kann als distanzierter Selbstberuhiger betrachtet werden. Entscheidendes Merkmal ist, dass durch eine aktive, zielstrebige Handlung eine Gefühlsvermeidung angestrebt wird. Die Selbstberuhiger können über lange Zeit sozial sehr gut funktionieren, bergen aber bei Übertreibungen letztlich die Gefahr des Zusammenbruchs bzw. Burnouts in sich.

Als dritte Form der Gefühlsvermeidung kann ein sogenannter *aggressiver Beschützer* beschrieben werden, bei dem durch feindselig wirkendes Verhalten andere Menschen abgeschreckt werden sollen, wie es auch bei Tieren der Fall ist, die in die Ecke getrieben werden. Das Verhalten stellt keinen eigentlichen Angriff dar (dann wäre es eine Überkompensation), sondern ein aggressives Schutzverhalten. Äußerungen wie: „Was wollen Sie mit Ihrer blöden Therapie, die hilft mir doch sowieso nicht weiter!" oder: „Sie interessieren sich doch gar nicht wirklich für mich, Sie machen das doch nur für das Geld!" oder: „Lassen Sie mich doch einfach in Ruhe!" gehören in diese Richtung.

Auch die *Überkompensations-Modi* als kämpferisch-dominante Bewältigungs-Modi können anhand der Verhaltensbeschreibung weiter unterschieden werden:

Der *Selbsterhöher* versucht sich als Person oder seine Leistungen hervorzuheben und andere zurückzusetzen. Dies kann zum Beispiel durch eine Betonung der eigenen Leistungen beim Vorgesetzten geschehen, während die Leistungen der anderen diskret herabgesetzt werden. Auch die Aufwertung durch bestimmte modische Accessoires, das Belächeln derjenigen Personen, die sie nicht tragen, weist in diese Richtung. Ein entsprechendes Phänomen findet sich bei Fußballfans, die den eigenen Verein idealisieren und den gegnerischen herabsetzen, und setzt sich bis zum gesteigerten Nationalismus fort. Eine bei histrionischen Patienten anzutreffende Variante ist das aggressive Einfordern von Aufmerksamkeit.

Beim *Schikanierer- und Angreifer-Modus* (engl. Bully- and Attack-Mode) steigert sich die Entwertungstendenz hin zu verbalen oder körperlichen Angriffen bzw. zu Verhaltensweisen, die den anderen sozial schädigen sollen. Dies ist bei bestimmten Jugendlichen ebenso zu beobachten wie bei manchen Autofahrern. Letzteres zeigt, dass auch bei sonst gut kompensierten Persönlichkeiten durch entsprechende Stimuli ein wütender Kind-Modus aktiviert werden kann, der sich dann in überkompensierendem Verhalten zeigt.

Eine weitere Steigerung stellt der *Zerstörer-* bzw. *Killer-Modus* dar (engl. Predator-Mode). Im äußeren Vollzug zeigt er sich bei bestimmten Kriminellen, die kühl geplant ihre Opfer bestrafen oder sogar töten. In Form von exzessiven Bestrafungsfantasien ist dieser Überkompensationsmodus jedoch wesentlich weiter verbreitet!

Eine verdecktere Form der Überkompensation ist der *Manipulierer-, Lügner- oder Trickser-Modus* (engl. Cunning-Mode), der versucht, sich Vorteile zu verschaffen, ohne dabei in einen offenen Konflikt zu geraten.

Der *Zwanghafte Kontrolleur* zuletzt stellt eine übersteigerte Form des Grundbedürfnisses nach Kontrolle dar. Er findet sich zum Beispiel bei überkontrollierenden Müttern, aber auch bei übertrieben misstrauischen und kontrollierenden Vorgesetzten und in sehr komplexer Form in diktatorischen Regimen.

Vielen fällt es anfangs schwer zu unterscheiden, ob ein gezeigtes Verhalten eher unterordnenden, gefühlsvermeidenden oder überkompensierenden Charakter hat. Wichtiger als das Verhalten als solches ist die *zwischenmenschliche Funktion des Verhaltens*, das

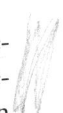

heißt: Wie wird die Beziehung zwischen zwei Menschen durch dieses Verhalten gestaltet bzw. entsteht überhaupt eine zwischenmenschliche Beziehung (was bei den gefühlsvermeidenden Modi in der Regel nicht der Fall ist)? So kann zum Beispiel ein höfliches Verhalten im Sinne der Servilität der Unterordnung dienen, um sich beim Gegenüber beliebt zu machen. Es kann sich aber auch um ein professionell-distanziert höfliches Verhalten handeln, mit dem ein Mitarbeiter versucht, einen Kunden möglichst schnell wieder loszuwerden. Die Freundlichkeit kann aber auch dazu dienen, sich eine Vergünstigung, Beförderung oder auch nur ein Trinkgeld zu erheischen, was dann ein mehr oder weniger ausgeprägter manipulativer Modus der Überkompensation wäre. Sexuelle Aktivitäten können dazu dienen, sich der Bindung des Partners zu versichern (Unterordnung), um sich abzulenken oder zu entspannen (distanzierter Selbstberuhiger) oder um sich im Sinne des „Hochschlafens" Vorteile zu verschaffen (manipulativer Modus) oder um andere damit zu beeindrucken (Selbsterhöhung). Als helfender Bezug können immer wieder die drei bei Tieren beobachtbaren Tendenzen der Unterwerfung, des Rückzugs bzw. der Flucht oder des Kampfes herangezogen werden.

4.2 Wechselwirkungen zwischen den Modi

Es wurde bereits darauf hingewiesen, dass innerhalb des Modus-Modells *zwei Ebenen* unterschieden werden können: die Ebene der primären emotionalen Reaktion (Kind-Modi) und die internalisierten Regeln und Bewertungen (Innere-Eltern-Modi) einerseits und andererseits die verschiedenen Bewältigungs-Modi, die entwickelt wurden, um die innere Spannung zwischen diesen beiden Gruppen von Modi zu reduzieren (siehe Abb. 7). Welcher Bewältigungs-Modi gerade gewählt wird, hängt von verschiedenen Faktoren ab. Die *erste Reaktion* auf einen bestimmten Auslösereiz kommt von den *Kind-Modi*. Dabei spielt der körperliche Zustand bzw. die emotionale Grundverfassung eine wichtige Rolle. Befindet sich der Mensch bereits in einem etwas angespannt-gereizten Zustand und ist außerdem konstitutionell kräftig, wird er hier mit einer Aktivierung des Wütenden-Kind-Modus reagieren, während ein konstitutionell schwächerer Mensch mit einer zusätzlich depressiv-erschöpften Grundstimmung eher mit einer Aktivierung des Verletzbaren-Kind-Modus reagieren dürfte. Wie im Abschnitt 2.1 im Attraktorenmodell beschrieben, führt die Aktivierung eines bestimmten Kind-Modus dazu, dass bevorzugt die dazu *passenden* nach innen oder außen wirkenden *Innere-Eltern-Modi* aktiviert werden. Ein unsicher-vermeidend gebundener Mensch, der gelernt hat, dass es sich lohnt zu kämpfen, wird entsprechend zum Wütenden-Kind-Modus nach außen gerichtete Innere Eltern aktivieren, die den anderen antreiben oder bestrafen, verbunden mit den Kognitionen: „Das lasse ich mir nicht gefallen, dem werde ich's zeigen!" oder: „Der soll sich mal ein bisschen zusammenreißen und nicht so hängen lassen!" Aus der *Verbindung* eines Wütenden-Kind-Modus und nach außen gerichteter fordernder oder bestrafender Eltern kann dann ein überkompensierend-kämpferisches *Bewältigungsverhalten* folgen, infolgedessen die eigenen Bedürfnisse dann dominant durchgesetzt werden können.

Umgekehrt neigt ein Mensch im Modus des Verletzbaren Kindes dazu, eher nach innen gerichtete bestrafende oder fordernde Eltern-Modi zu aktivieren, verbunden mit den Kognitionen: „Sei still, du hast eh keine Chance!" oder: „Wenn du jetzt nicht nachgibst, bekommst du richtig Ärger!" Insbesondere Menschen mit einer unsicher-ambivalenten Bindung werden dann geneigt sein, aus der Aktivierung dieser beiden Modi ein Verhalten im Sinne eines unterordnenden Bewältigungs-Modus zu wählen, und ihren Ärger „herunterschlucken".

Bei Menschen mit einer desorganisierten Bindung, deren externalisierend-aktive Bewältigungsreaktionen früh unterbunden wurden, kann es dazu kommen, dass zusammen mit einem Wütenden-Kind-Modus aufgrund früherer schmerzlicher Erfahrungen automatisch nach innen gerichtete strafende Innere Eltern aktiviert werden. Die zunächst ungerichtete Wut des Kindes kann sich dann mit der latenten Verachtung der Inneren Eltern verbinden und im Sinne einer „Wendung gegen sich selbst" zum

Selbsthass (bis hin zu Selbstverletzungen) führen. Dann ist ein vermeidender Bewältigungs-Modus die beste Möglichkeit, die *Spannung* zwischen diesen beiden gleichzeitig aktivierten Modi zu *mindern*. Entsprechend neigen Patienten mit Borderline-Störungen zu diesen Modi, und überkompensierend-aggressive Verhaltensmuster treten nur in Form von kurzen Impulsdurchbrüchen auf. Vermeidende Modi bringen zwar wenig Bindung und auch nur eine begrenzte Kontrolle über die Umgebung, aber sie sichern zumindest in einem gewissen Ausmaß den Selbstwert und vor allem Unlustvermeidung. Bei den Distanzierten Selbstberuhigern kann auch in umschriebener Weise Lust erlebt werden (siehe Abb. 8 auf Seite 46).

Bei emotional instabilen Patienten ohne Borderline-Störung kann häufig ein „Flippen" zwischen unterordnenden und überkompensierenden Bewältigungs-Modi beobachtet werden. Dazu ein Beispiel: Eine konstitutionell kräftige Patientin mit einem sehr dominanten Vater hatte Unterordnung gelernt. Wird dieser Bewältigungs-Modus aber zu lange beibehalten, wird irgendwann der Wütendes-Kind-Modus aktiviert und sie kippt relativ unvermittelt in ein aggressiv-überkompensierendes Verhalten. Dies ruft die nach innen wirkenden Strafenden-Eltern-Modi auf und infolge der Schuldgefühle geht sie wieder in den Unterordnungs-Modus. So schaukelte sie über Jahre auf der *Wut-Schuld-Wippe* hin und her. Eine ähnliche Wippe kann auch bei substanzabhängigen Patienten beobachtet werden: Befinden sie sich im Modus des verletzbaren Kindes, neigen sie zur Unterordnung, bis durch den zunehmenden inneren Spannungsanstieg ein Wütendes-Kind-Modus aktiviert wird. Zusammen mit nach außen wirkenden Strafenden-Eltern-Modi kann es dann zu aggressiv-gewaltsamen Verhaltensweisen in Verbindung mit impulsiver Suchtmitteleinnahme kommen. Danach führt die Aktivierung der nach innen wirkenden Strafenden Inneren Eltern wieder zu Schuldgefühlen und entsprechendem Unterordnungsverhalten, und die Schaukel beginnt aufs Neue. Werden dagegen gleichzeitig mit der Anspannung nach innen wirkende, hemmende Innere-Eltern-Modi aktiviert, kann das zu einem stillen, zurückgezogenen Trinken im Sinne des Distanzierten Selbstberuhigers führen.

Ähnlich gibt es auch bei Patienten mit physischer oder sexueller *Missbrauchserfahrung* ein *Kippen zwischen Opfer- und Täterverhalten:* Die betroffenen Menschen haben von den Tätern letztlich beides gelernt: Zum einen waren sie als Kind das Opfer und haben ein *Täterintrojekt* in Form von nach innen wirkenden strafenden Eltern gebildet, zum anderen haben sie am *Modell des Täters* gesehen, wie man mit anderen Menschen umgehen kann und entsprechend nach außen wirkende Strafende-Eltern-Modi angelegt. Wenn im Erwachsenenalter die Kraft und die Möglichkeiten bestehen, kann bei einer Aktivierung des Wütendes-Kind-Modus eine Identifikation mit dem Täter-Modell und eine entsprechende Aktivierung der nach außen gerichteten strafenden Eltern erfolgen und die Betroffenen werden selbst zu Tätern. Wenn sie sich dann einem dominanten Menschen gegenübersehen oder aus sich heraus nach innen wirkende Strafende-Eltern-Modi aktivieren, bekommen sie Angst- oder Schuldgefühle, was zusammen

mit dem Verletzbaren-Kind-Modus zu einem unterordnenden Opferverhalten führen kann. Diese Darstellungen mögen zunächst etwas kompliziert und umständlich
wirken. Mit etwas Übung können dadurch aber auch komplexe Verhaltenssequenzen,
die sonst nicht leicht verständlich sind, nachvollziehbar gemacht werden. Zur Veranschaulichung noch zwei Beispiele:

Zunächst ein klinisches Beispiel des Modus-Flippens bei einer Borderline-Patientin.

FALLBEISPIEL

Nach einer zunächst erfolgreich verlaufenen stationären Behandlung thematisiert der Bezugsthera-
peut das nahende Ende der Behandlung. Das aktiviert bei der Patientin das Verletzbare Kind und
(zusammen mit den nach außen gerichteten Fordernden Eltern) bettelt sie druckvoll um eine Thera-
pieverlängerung: „Sie können mich jetzt nicht fallen lassen, wo ich Ihnen so vertraut habe!" Als der
Therapeut diese mit Hinweis auf die fehlende Kostenübernahme der Krankenkasse ablehnt, aktiviert er damit ein altes Zurückweisungsschema in der Patientin und die Kindseite wechselt in den
Modus des Wütenden Kindes. Zusammen mit den nach außen gerichteten Strafenden Eltern entsteht eine Überkompensation: Sie beschimpft den Therapeuten und rennt hinaus. Im Zimmer aktiviert das Alleinsein wieder das Hilflose Kind und die nach innen gerichteten Strafenden Eltern treten
hervor („Jetzt hast du blöde Kuh den ersten Menschen, der dich verstanden hat, auch noch ver-
grault!"), was zu dem Distanzierten Selbstberuhiger-Impuls, sich schneiden zu wollen, führt. Als
der Therapeut aufgrund seiner Schuldgefühle besorgt nach der Patientin schaut, aktiviert das ein
Schema der kontrollierenden Eltern und mit der Wut der Kind-Seite fällt sie in den Modus des Aggressiven Beschützers und schreit: „Lassen Sie mich endlich in Ruhe!" Der Therapeut bietet ihr ein
kurzes Gespräch am Nachmittag an, zu dem die Patientin aber nicht erscheint (Distanzierter Beschützer als Kompromiss zwischen dem Verletzbaren Kind und den Strafenden Inneren Eltern, die
sagen: „Er wird dich auch wieder enttäuschen, wenn du ihm vertraust").

Noch ein weiteres Beispiel aus dem Alltag:

FALLBEISPIEL

Bei einem Autofahrer bewirken die nach innen gerichteten Strafenden Eltern und das Verletzbare
Kind zusammen, dass er sich penibel an das Tempolimit hält (Unterordnung). Als er dabei von einem anderen, ungeduldigen Autofahrer überholt wird, kippt er in den Modus des Wütenden Kindes
und die Strafenden Eltern wenden sich nach außen, woraufhin er den Überholer überkompensie-
rend mit der Lichthupe „bestraft".

4.3 Die Arbeit mit dem Modus-Modell

Die *Bewältigungs-Modi* stellen analog den Bewältigungsreaktionen des Schema-Modells früh erworbene Möglichkeiten dar, die innere *Spannung* zwischen den primären emotionalen Reaktionen der *Kind-Modi* und dem Druck der *Innere-Eltern-Modi* zu mindern. Im Verhalten der Patienten begegnen dem Therapeuten zunächst die *Bewältigungs-Modi*. Während die Bewertungen und Forderungen der Innere-Eltern-Modi relativ leicht erfragt werden können, muss der Therapeut oft hartnäckig nach den primären Emotionen fragen, um an das ursprüngliche Erleben der Kind-Modi heranzukommen. Für den Therapieerfolg ist es aber entscheidend, dass der Therapeut nicht an den Bewältigungsmodi „hängen bleibt" bzw. sich an diesen „abarbeitet", sondern an ihnen vorbei den *Zugang* zu dem (oft jahrelang) verdeckten *Erleben des Kindmodus* findet. Dabei stehen ihm oft die sog. Beziehungstests (siehe Abschnitt 1.1) im Wege. Ist der Therapeut im Kontakt mit den primären Emotionen des Kindmodus, kann er mit dem Patienten gemeinsam herausfinden, was die *eigentlichen (Grund-)Bedürfnisse* sind, und nach Wegen suchen, diese mit den Möglichkeiten des Gesunden-Erwachsenen-Modus zu befriedigen.

Damit die Bewältigungsmodi besser identifiziert werden können, brauchen sie einen prägnanten Namen. Im Gegensatz zu den abstrakteren Namen der Schemata, sollen die Bezeichnungen der Modi möglichst genau das persönliche Erleben der Patienten bzw. die Funktion des Modus erfassen. Die Namen für die Modi sind daher beschreibend-plastischer und können für jeden Patienten etwas anders lauten, z.B. Verletzbares Kind, Distanzierter Selbstberuhiger oder Manipulierer und Trickser. Diese individualisierte Bezeichnung der Modi ist wichtig, damit die Patienten nachher im Lebensalltag ihr spontanes Erleben den in der Therapie herausgearbeiteten Modi zuordnen können. Diese Verbindung von einem zunächst „sprachlosen", erlebten Prozess mit einem sprachlichen Begriff, der das Erleben beschreibt und gewissermaßen „gerinnen lässt" und damit „fest stellt", nennen Bateman und Fonagy *Mentalisierung*[12].

Auch in der Schematherapie stellen die immer wiederkehrenden Bezüge zwischen Erlebensprozess und der entsprechenden Modus-Bezeichnung ein zentrales Wirkprinzip dar. Bildlich gesprochen kann man die Modi mit Garderobenhaken vergleichen, an denen die bunt durcheinandergewirbelten Kleidungsstücke (Erlebenszustände) auseinandersortiert und dadurch (gedanklich) geordnet werden können. Diese stabile *Ordnungsstruktur* bringt Ruhe in die Flut des wechselnden Erlebens, was besonders Borderline-Patienten mit ihren rasch flippenden Modus-Wechseln eine gewisse innere Orientierung und Stabilität gibt. Durch *wiederholte Bezüge zwischen aktuellem Erleben und Modell* lernen die Patienten nach und nach zu erkennen, dass sich bestimmte Muster immer wiederholen. So entstehen ein Wiedererkennungseffekt und dadurch ein gedanklich vermittelter Halt im wogenden Meer der Emotionen. Die Bezüge zwischen Erleben und begrifflicher Bestimmung kann ein Mensch jedoch nicht aus sich heraus entwickeln. Ursprünglich lernen die Kinder Begriffe für ihr Erleben durch die Bezugspersonen. Da die Sprachentwicklung bereits in den ersten zwei Lebensjahren in der Zeit des sich in der Hirnrinde noch ausdifferenzierenden Gehirns stattfindet, bildet sich das Gehirn anhand der erlebten und daraus entwickelten Begriffe. Das Gehirn entwickelt sich abhängig von den sozialen Beziehungen (sog. Social-Brain-Hypothese). Eine besondere Bedeutung scheint dabei den sogenannten *Spiegelneuronen* zuzukommen. Sie sind vermutlich beteiligt, wenn das eigene oder das Erleben eines anderen Menschen mental (d.h. mehr oder weniger bewusst) repräsentiert wird. Durch das „Spiegeln" und „Amplifizieren" (d.h. Verstärken der gewünschten Reaktionen) fördern die Bezugspersonen die *Mentalisierungsfähigkeit*. Entsprechend markiert und amplifiziert der Therapeut in einer schematherapeutischen Interaktion die Erlebens- und Verhaltensweisen der Patienten. Dadurch bietet die schematherapeutische Beziehung ein „Labor", um Mentalisierungsfähigkeit nachträglich zu entwickeln. Etwas salopp könnte man von einem „zweiten Bildungsweg" zur Mentalisierung sprechen. Entsprechende Fragen sind zum Beispiel: *„Was fühlen Sie jetzt im Moment?", „Wie erleben Sie mich jetzt im Augenblick?", „Wie, denken Sie, fühle ich mich, wenn Sie sich so verhalten?"* Durch diese Fragen soll die „Einstimmung" zwischen dem eigenen Erleben und dem des anderen (sog. Attunement) gefördert werden. Dies ergänzt die zielorientierten Fragen der Verhaltenstherapie, wie zum Beispiel *„Was möchten Sie mit diesem Verhalten erreichen?"* oder *„Hilft Ihnen dieses Verhalten beim Erreichen Ihrer Ziele?"*. Beide Fragerichtungen, die klärungs-verständnisorientierte und die handlungs-zielorientierte, ergänzen sich also.

Eine besondere Rolle nimmt der *Modus des Gesunden Erwachsenen* ein. Er tritt nicht wie die anderen Modi spontan auf, sondern er wird erst in der Therapie mithilfe des Therapeuten aufgebaut und setzt sich aus mehreren Einzelfunktionen zusammen: Erstens umfasst er die Fähigkeit, eine *selbstreflexive Haltung* einzunehmen, wozu eine achtsame Grundhaltung beiträgt. Zweitens umfasst er die Fähigkeit, aus dieser selbstreflexiven Distanz zum emotionalen Erleben verschiedene Handlungsmöglichkeiten unter Berücksichtigung langfristiger Werte und Ziele *abzuwägen*. So kann aus dem Modus des Gesunden Erwachsenen entschieden werden, wann maßvolle Unterordnung, Rückzug oder dosierter, kämpferisch-aggressiver Einsatz situationsangemessen sind. Die Aufgabe des Modus des Gesunden Erwachsenen besteht also nicht darin, problemlösende Verhaltensweisen völlig neu zu entwickeln, sondern situationsadäquat-funktional auf vorhandene Verhaltensressourcen zurückzugreifen. Der Unterschied zu den alten Modi besteht in der neu gewonnenen *Reaktionsflexibilität*. Zum Dritten muss dann die gewählte Handlungsoption konsequent bis in die neuronale Ebene der Handlungssteuerung durchgesetzt werden. Dabei helfen in der Therapie neu aufgebaute Handlungsanweisungen bzw. *Selbstinstruktionen*, die in Form möglichst konkreter, knapper Regeln die alten Regeln der inneren Antreiber ausgleichen bzw. übertrumpfen können. So kann zum Beispiel eine neue Regel – *„Bevor du jetzt einen Fehler machst, hörst du lieber auf!"* – die alte Regel der inneren Antreiber ersetzen, die lautet: *„Wenn du etwas angefangen hast, bringst du es auch zu Ende!"* Oder statt: *„Der Klügere gibt nach!"* – *„Heute darf ich sagen, was ich will!"* Durch ein Schema-Tagebuch können die erreichten Effekte sachlich betrachtet und danach die neuen Handlungsregeln weiter optimiert werden (siehe Abschnitte 6.4.2 & 6.4.3). Anfangs brauchen die neu aufgebauten Verhaltensweisen mehr Zeit, sodass die Patienten in ihrer Anpassungsfähigkeit im Alltag etwas verlangsamt sind. Mit zunehmender Übung werden die neuen Reaktionsweisen aber ebenso automatisiert wie früher die alten und dann stehen sie als neue Reaktionsbereitschaften bzw. *Lösungsschemata* zur Verfügung (siehe Abb. 4). Dadurch steigt nach und nach die Leistungsfähigkeit im Alltag wieder an und übersteigt das vorher erreichte Niveau. Der Modus des Gesunden Erwachsenen übernimmt damit zunehmend die Funktion eines „inneren Therapeuten", um von den alten, dysfunktional gewordenen zu den neuen Lösungen wechseln zu können. Es sei hier noch einmal betont, dass es nicht ausreicht, neue Lösungsmöglichkeiten parallel zu den alten anzulegen. Es wird im Alltag immer wieder passieren, dass durch Auslösereize (Trigger) die alten Schemata und Bewältigungsreaktionen angestoßen werden. Dies soll auch gar nicht vermieden werden! Vielmehr sollen die Patienten lernen, die Schemaaktivierungen möglichst rasch zu *erkennen,* die Bewältigungsreaktionen zu *unterbrechen* und zu den neuen Lösungen zu *wechseln* bzw. „überzusteigen". Anfangs bedarf das der Hilfe des Therapeuten, zunehmend übernimmt der Modus des Gesunden Erwachsenen diese *Selbstregulationsaufgabe.*

5. Die therapeutische Beziehung

5.1 Die therapeutische Beziehung als Labor zur Nachreifung

In der kognitiven Verhaltenstherapie wurde bisher überwiegend eine Arbeitsbeziehung zwischen Therapeut und Patient angestrebt. Bezieht sich eine Therapie auf symptombezogene Störungen, ist dies nachweislich erfolgreich. Bei Persönlichkeitsstörungen besteht das zu behandelnde Symptom jedoch in einem gestörten Beziehungsverhalten selbst, das die Arbeitsbeziehung beeinträchtigt. Es ist einer der wesentlichen Verdienste von Jeffrey Young, dass er erkannte, dass die *Bearbeitung einer Beziehungsstörung eine Veränderung der therapeutischen Beziehung selbst braucht.* Nur wenn innerhalb der therapeutischen Beziehung die Interaktionsstörung in Erscheinung treten kann (und nicht nur als störend erlebt wird), können diese Muster auch analysiert und verändert werden. Dazu wechselt der Therapeut in einer Schematherapie zwischen einer Arbeitsbeziehung und der „Arbeit in und mit der therapeutischen Beziehung" hin und her. Zu Beginn der Therapie muss zunächst eine tragfähige *Arbeitsbeziehung* aufgebaut werden, die den überwiegend bindungsgestörten Patienten Vertrauen und Sicherheit gibt, damit sie sich überhaupt auf eine emotionale Exposition einlassen. Schematherapeuten erreichen dies durch eine ermutigende und wertschätzende Grundhaltung, die den Patienten das Gefühl vermittelt, dass alle ihre emotionalen Reaktionen und Verhaltenstendenzen in einer Therapie auftreten dürfen und als Ausdruck früherer Beziehungserfahrungen verstanden werden können. Dies entspricht der sog. „validierenden" Grundhaltung in der Dialektisch-Behavioralen Therapie nach Marsha Linehan[2]. Außerdem setzen die Therapeuten neben einer strukturierten Anamnese Fragebögen ein, die gemeinsam mit den Patienten besprochen werden. Dieser gemeinsame Blick auf die Biografie und die Fragebögen als ein „Drittes" (sog. *joint referencing*) erleichtert auch, kritische Aspekte in die Fallkonzeption einzubeziehen. Die Aussage: *„In den Fragebögen können wir sehen, dass bei Ihnen das Schema ‚Emotionale Vernachlässigung' stark anzeigt. Das passt dazu, dass Sie erzählt haben, dass Sie als Kind oft wenig Unterstützung bekamen"* können die Patienten leichter annehmen, als wenn man ihnen in einer sog. „dyadischen" (d.h. Zweier)-Beziehung direkt sagt: *„Sie sind offensichtlich emotional-sozial vernachlässigt worden."* Die zuerst beschriebene Form des gemeinsamen Blicks auf ein Drittes aktiviert lösungsorientierte Muster aus der späteren Schul- oder Ausbildungszeit, während eine direkte, womöglich auch noch wertende Konfrontation eher Muster von Beschämung oder Infragestellung aus der Kindheit aktivieren kann.

Die individuelle Fallkonzeption wird unterstützt durch allgemeine psychoedukative (d.h. wissensvermittelnde) Erklärungen, wie sie in den bisherigen Kapiteln dieses Buches ausgeführt sind. Im Sinne des Wirkfaktors der „Universalität des Leides" von Irvin Yalom[13] erkennen die Patienten dadurch, dass viele andere Menschen ähnliche Probleme haben, und fühlen sich entsprechend weniger minderwertig. Außerdem können diese allgemeinen Ausführungen zeigen, wie Menschen psychisch funktionieren und wie und dass dies auch im Erwachsenenalter noch grundlegend positiv beeinflusst werden kann. Besonders bei Patienten, die bereits mehrere erfolglose Therapieversuche unternommen haben, kann dies zum Abbau der Demoralisierung beitragen und das Vertrauen in den Therapeuten und die Therapie fördern. Viele Patienten reagieren auf diese anfängliche, klärende und ermutigende, stark psychoedukativ ausgerichtete Form der Beziehungsgestaltung sinngemäß mit den Worten: *„Warum hat mir das niemand früher gesagt, dann hätte ich in den Therapien viel besser mitarbeiten können!"*

Die kognitiv erarbeitete Fallkonzeption dient als Rahmen bzw. Landkarte, die den Patienten Sicherheit und Orientierung für die weiteren Schritte der emotionalen Exposition gibt, während die positive Bindung an den Therapeuten das Vertrauen fördert, sich auf die unangenehmen Emotionen einzulassen. Entsprechend dem Wissen um die Grundbedürfnisse und den Ergebnissen der Bindungsforschung verhält sich der Therapeut zunächst wie unterstützende Eltern. Daher der Begriff *„Nachbeelterung"* (Reparenting). Erleben die Patienten nun im Unterschied zu früher, dass sie mit allen ihren Gedanken, Gefühlen und Handlungsimpulsen angenommen und wertgeschätzt werden, wird die therapeutische Beziehung zu einem *sicheren Ort*. Dazu gehört auch, dass die Therapeuten zu Beginn der Therapie oder in kritischen Phasen auch zwischen den Sitzungen in Notfällen erreichbar sind, so wie sich Kinder anfangs bei den Eltern rückversichern müssen. Diese *Kontakte* können durch Briefe, per eMail oder in Krisen auch über Telefon erfolgen. Entgegen der Befürchtung vieler Therapeuten nutzen Patienten diese Angebote nicht aus. Manchmal testen sie anfangs, ob die Therapeuten das Angebot tatsächlich ernst meinen. Reagieren die Therapeuten positiv, stärkt das Entgegenkommen der Therapeuten eher die Bereitschaft der Patienten, verantwortlich mit diesem Angebot umzugehen. In Umkehrung des Lenin zugeschriebenen Mottos „Vertrauen ist gut – Kontrolle ist besser!" wirkt hier Vertrauen besser als abgrenzende Kontrolle. Falls Patienten tatsächlich einmal das Kontaktangebot überstrapazieren, kann der Therapeut unter Verweis auf seine eigenen Bedürfnisse und Grenzen dieses Verhalten in der Therapie thematisieren, denn auch Eltern dürfen und müssen Grenzen setzen (siehe Abschnitt 5.2).

Eine weitere Möglichkeit, die Bindung zwischen Therapeut und Patient zu fördern, ist der Einsatz sogenannter *„Übergangsobjekte"*, wie es Winnicott nannte[14]. Damit sind Gegenstände gemeint, die die Patienten mit der Person des Therapeuten verbinden und die damit zum Symbol für den Therapeuten werden können und die Patienten im Alltag stabilisieren helfen. Dies können kleine Gegenstände wie Muscheln, besondere Steine, Schlüsselanhänger, Karten mit Merksätzen oder auch vom Therapeuten auf den Handy-Sprachspeicher aufgesprochene Ermutigungen sein. Diese einfachen Gegenstände bekommen durch die symbolische Bedeutung die Funktion eines sogenannten „Ankers", an dem sich die Patienten in Krisensituationen festhalten können. Nehmen sie den Gegenstand in die Hand, erleichtert dies die Aktivierung der in der Therapie erarbeiteten Lösungsmuster, da der Gegenstand mit diesen Lösungsmustern neuronal verknüpft ist.

Besonders bei emotional sehr belasteten Patienten ist die verlässliche therapeutische Beziehung anfangs die wichtigste Ressource, um die emotionale Spannung zu reduzieren und Vertrauen aufzubauen. Diese Spannungsreduktion ist wichtig, da ein von Stresshormonen überflutetes Gehirn nicht lernfähig ist. Bevor die Patienten eigenständig spannungsreduzierende bzw. stabilisierende Techniken einsetzen und zum Beispiel imaginativ einen sicheren Ort aufbauen können, müssen sie zunächst in der therapeutischen Beziehung Annahme und Unterstützung als äußeren sicheren Ort erleben. Ist durch den Therapeuten als stellvertretenden Gesunden Erwachsenen der Ängstliches-Kind-Modus im Patienten beruhigt, stehen die kognitiven Ressourcen, die bei den Patienten neben den Störungsanteilen letztlich auch bestehen, besser für die therapeutische Arbeit zur Verfügung. Ungeduld in dieser ersten Therapiephase beeinträchtigt den Therapieverlauf negativ. Als innere Orientierung für die Therapeuten kann das Verhalten gelten, das man einem eigenen, ängstlichen Kind entgegenbringen würde. Auch hier zeigen sich die Parallelen zum Modell der Bindungsforschung. Wenn die Patienten das Entgegenkommen der Therapeuten durch die Bereitschaft zur eigenverantwortlichen emotionalen Stabilisierung und Mitarbeit beantworten, kann mit der emotionalen Exposition durch erlebnisaktivierende Therapieelemente (siehe Abschnitt 6.2) begonnen werden.

5.2 Die Balance zwischen Nachbeelterung und empathischer Konfrontation

Wie Kinder brauchen auch Patienten neben der anfänglichen Unterstützung zunehmend Grenzen und feinfühliges Fordern als Entwicklungsanreiz. Der Schematherapeut setzt die *Grenzen*, indem er seine eigenen Möglichkeiten und Bedürfnisse transparent macht. Zu häufige Anrufe zwischen den Sitzungen oder exzessive eMail-Kontakte kann er zum Beispiel so beantworten: *„Ich kann verstehen, dass es Ihnen wichtig ist, mir Ihr Erleben ausführlich zu schildern oder auf mich zurückzugreifen, wenn Sie in Not sind. Das ist grundsätzlich in Ordnung, bringt mich jetzt aber selbst an meine Grenzen. Bevor ich mich überfordere, sage ich Ihnen das lieber rechtzeitig, damit wir gemeinsam versuchen können, eine Lösung für dieses Problem zu finden, die uns beiden gerecht wird."* Dies nennt Young *„empathische Konfrontation"*, weil einerseits Verständnis gezeigt, aber inhaltlich auch konfrontiert wird (siehe Abb. 9). Entsprechend dem pädagogischen Motto: „Man kann den Kindern als Eltern sagen, was man will, sie machen einem doch alles nach" wirkt der Therapeut in der therapeutischen Beziehung immer auch als Modell. Wenn er sich zu starr und für die Patienten nicht nachvollziehbar abgrenzt, besteht die Gefahr, dass die Patienten ihn ähnlich erleben wie die vernachlässigenden Eltern. Sie können sich dann entweder unterwerfen, zurückzie-

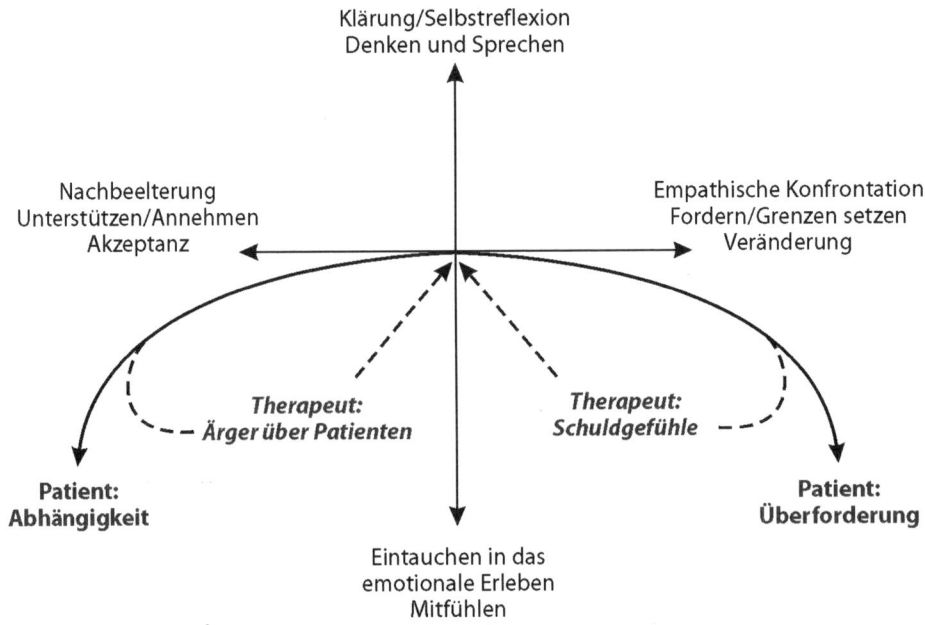

Abbildung 9: Die Balance in der schematherapeutischen Beziehungsgestaltung

hen oder anfangen zu kämpfen. Der Therapeut gibt dann aber kein Modell, wie man es besser machen kann. Viele negative Therapieverläufe lassen sich auf diese Konstellation zurückführen. Ist der Therapeut sensibel und flexibel genug, kann er in sich dann Schuldgefühle wahrnehmen, die ihm zeigen, dass er sich zu weit vom Patienten entfernt hat und ihn überfordert.

Grenzt sich der Therapeut dagegen zu wenig ab und geht über seine eigenen Grenzen, kann dies dazu führen, dass die Patienten sich zwar gut versorgt fühlen, aber in diesem abhängigen Zustand stecken bleiben und sich die Therapie über viele Monate nicht weiterentwickelt. Auch hier bekommen die Patienten ein einseitiges Modell überbeschützender und letztlich lähmender Eltern vermittelt. Dies kann im Therapeuten Ärgergefühle auslösen, die ihm zeigen, dass er einen gesunden Abstand zum Patienten braucht. Ringt dagegen der Therapeut mit dem Patienten „auf Augenhöhe" um eine faire und für beide zumutbare Lösung, lernen die Patienten, eigene und fremde Bedürfnisse in einen angemessenen Ausgleich zu bringen, was deren Entwicklung maximal fördert. Die nach innen gerichteten Innere-Eltern-Modi sorgen nach der Beruhigung des Ängstlichen- oder Wütenden-Kind-Modus dafür, dass die Patienten aus eigenem Antrieb zum Gelingen der Therapie beitragen.

Andererseits ist es wichtig, dass zu unterordnungsbereite Patienten im Laufe der Therapie anfangen, ihre eigenen Bedürfnisse stärker einzubringen und auch kritische oder gar aggressive Äußerungen gegen die Therapeuten zu wagen. Die Therapeuten sollten dann konsequent dieses Verhalten markieren und im selbstreflexiven Modus des Gesunden Erwachsenen gemeinsam analysieren (siehe Abschnitt 5.3). Erst wenn die Patienten erleben, dass sie auch Konflikte mit den Therapeuten offen austragen können, kommen sie in vollen Kontakt mit ihren aggressiven, nach außen gerichteten (alloplastischen) Konfliktlösungsressourcen, die für eine maximale Selbstwerterhöhung notwendig sind. Sind solche „stürmischen Passagen" gemeinsam gemeistert, werden die Patienten zunehmend angstfreier, was sich auch daran zeigt, dass Humor immer mehr Platz in der Therapie bekommt.

Anders als bei den eher zum Unterordnungs-Modus neigenden Patienten haben manche jugendliche, Borderline- oder narzisstische Patienten bzw. Patientinnen aus dem forensischen Kontext nur unzureichend nach innen wirkende Innere-Eltern-Modi aufgebaut. Dann dominieren die nach außen gerichteten Forderer oder Bestrafer, was zum Überwiegen der überkompensierenden Bewältigungs-Modi beiträgt. In diesen Fällen übernimmt der Therapeut noch konkreter eine nachbeelternde Funktion, da er möglicherweise für die Patienten die erste ernst zu nehmende, grenzsetzende Instanz darstellt. Der Therapeut kann dann nicht auf bereits gebildete, nach innen wirkende Innere-Eltern-Modi als Ressource zurückgreifen, sondern muss diese erst in einem länger dauernden Therapieprozess behutsam und ausbalanciert aufbauen. Der Therapeut wird hier zum Repräsentanten der Außenwelt, was eine stärker pädagogische bzw. beziehungsanalysierende Ausrichtung der Therapie verlangt, wie sie im nächsten Kapitel beschrieben wird. Früher oder später muss der Therapeut jedoch einen aktiven Beitrag der Patienten zur emotionalen Selbstregulation auch zwischen den Sitzungen einfordern. Bleibt dieser Beitrag aus, sollte dies als Belastung der Therapie reflektiert und bearbeitet werden. Bei Patienten mit Gewalt- oder sexuellen Missbrauchserfahrungen ist die Bereitschaft, sich zwischen den Sitzungen selbst zu stabilisieren, eine Voraussetzung, um mit der emotionsaktivierenden Klärungsarbeit beginnen zu können. Das Gleiche gilt für den eigenverantwortlichen Aufbau positiver Aktivitäten zwischen den Sitzungen, das Durchführen von Verhaltensexperimenten oder das Führen eines Tagebuchs. Diese Beiträge müssen die Patienten nach und nach in der Therapie als *Schritte zur Verselbstständigung* leisten. Es ist die Aufgabe der Therapeuten, die Balance zwischen Unterstützen und Fordern sensibel und flexibel zu handhaben. Es kann sein, dass auch nach Therapiefortschritten zwischenzeitlich für kurze Zeit noch einmal stärker unterstützt werden muss. Diese Unterstützung sollte jedoch immer mehr mit klärend-reflexionsfördernden Interventionen verbunden werden, die den Patienten zeigen, welche Modi aktiviert sind und wie dies im biografischen Kontext verstanden werden kann. Durch diese konsequente Klärungsarbeit können die aktuellen emotionalen Aktivierungen im Sinne der „Schubladen" (siehe Abschnitt 2.1) immer besser verstanden und schneller überwunden werden.

5.3 Therapiearbeit in der therapeutischen Beziehung

Wenn emotionale Aktivierungen in der Therapie auftauchen, besteht die Gefahr, dass sich Patient und Therapeut in der dyadischen, konflikthaften Beziehungskonstellation festbeißen. Die Patienten erleben dann den Therapeuten wie die früheren Bezugspersonen, was bis zu einer Retraumatisierung führen kann. In der Schematherapie wird der Übergang aus der dyadischen (Zweier-) in eine triadische (Dreier)-Beziehungsfigur angestrebt, in der der Interaktionsprozess unterbrochen, markiert und dann gemeinsam betrachtet wird. Dazu sagt der Therapeut zum Beispiel: *„Lassen Sie uns an dieser Stelle kurz anhalten und gemeinsam betrachten, was gerade zwischen uns passiert ist.“* Wie schon beim Einsatz der Fragebögen beschrieben, erleichtert das dem Patienten, aus dem Sog der emotionalen Aktivierungen in einen Zustand kognitiv-lösungsorientierten Verhaltens zu wechseln, der bei ihm ebenfalls als Ressource zur Verfügung steht (siehe senkrechte Achse in Abb. 9). Neben der Balance von Nähe und Distanz ist es eine zentrale Bewegung in der Psychotherapie, entlang dieser Achse Erleben in Sprache auszudrücken und dadurch die emotionale Bewegtheit zur Ruhe zu bringen.

Ist der *Handlungsfluss unterbrochen* und die Interaktionssequenz markiert, kann in relativer Ruhe analysiert werden, welche Modi bei Patient und Therapeut aktiviert waren. Aus diesem *inneren Abstand* können dann Bezüge zu früheren Beziehungserfahrungen und neue, bessere Lösungen erwogen und anschließend zum Beispiel im Rollenspiel eingeübt werden. Durch den *Bezug zur Fallkonzeption* können die Patienten erkennen, dass es immer wieder ähnliche Auslösesituationen und nachfolgende Modus-Aktivierungen sind, die sie in Schwierigkeiten bringen. Das hilft im Alltag, diese Situation schneller zu identifizieren und in den Modus des Gesunden Erwachsenen zu wechseln, so wie es in der Therapie geübt wurde. Die genaue, sachliche, nicht wertende Betrachtung der Situation und der Vergleich zwischen dem Verhalten der früheren Bezugsperson und dem Therapeuten fördern den kritischen Blick der Patienten (sog. *Diskriminationslernen*). Der Therapeut verhält sich dabei niemals wertend, sondern bleibt konsequent beschreibend. Gegebenenfalls kann er sein eigenes Erleben im Sinne der *Selbstoffenbarung* zur Förderung der Mentalisierungsfähigkeit einbringen, damit die Patienten merken, was sie im Gegenüber auslösen. Dabei kann sich der Therapeut „aufteilen“, indem er zum Beispiel sagt: *„Ein Teil in mir wird jetzt ganz schön wütend, aber der Gesunde Erwachsene in mir kann erkennen, dass Sie im Grunde nur das Muster wiederholen, was Sie in der Kindheit gelernt haben.“* Diese sogenannte *„therapeutische Spaltung“* erlaubt dem Therapeuten im Sinne der empathischen Konfrontation, einerseits kritische Aspekte einzubringen, andererseits das Verhalten der Patienten zu validieren, d.h. im biografischen Zusammenhang zu verstehen und anzuerkennen. Durch das Aufteilen können auch sehr konflikthafte Situationen entschärft und differenziert betrachtet werden, da die validierende Komponente die Arbeitsbeziehung stärkt, sodass leichter auch konfrontierende Elemente in das Gespräch eingebracht werden können. Manche Patienten haben eine ausgeprägte Fähigkeit, im Therapeuten starke emotionale Reaktionen auszulösen. Dann hilft es den Therapeuten, sich immer wieder zu vergegenwärtigen, dass es die Bewältigungsreaktionen sind, die ihn angreifen, und dass es seine Aufgabe ist, den Verletzbares Kind-Modus dahinter gewissermaßen „dazuzudenken". Dabei ist für Schematherapeuten eine *Kenntnis der eigenen Schemata* bzw. ein sicheres Gefühl dafür, wie sich einzelne aktivierte Modi bei ihnen selbst anfühlen, äußerst wichtig. Entsprechend nehmen diese Aspekte in einer schematherapeutischen Supervision einen großen Raum ein. Jeffrey Young spricht von bis zu 50 Prozent Selbsterfahrungsanteil in der Supervision! Aus dem gleichen Grund liegt der Schwerpunkt der schematherapeutischen Fortbildung in einer videogestützten Supervision. Dadurch kann die Interaktion zwischen Patient und Therapeut genau analysiert werden. Im Aufbau dieser spezifischen Beziehungsgestaltungsfähigkeiten liegt eine deutliche Erweiterung der Schematherapie gegenüber der kognitiven Verhaltenstherapie.

6. Die Elemente der Schematherapie

6.1 Fragebögen und Fallkonzeption

Die schematherapeutische Fallkonzeption setzt sich aus drei Komponenten zusammen: (1) der *biografischen Anamnese,* die bereits aus dem Blickwinkel der Schemata bzw. des Modus-Modells betrachtet und mitgeschrieben wird, (2) der *Beobachtung der Interaktion* innerhalb der Therapie und (3) den *Schemafragebögen.* Jeffrey Young und seine Mitarbeiter haben für alle relevanten Bereiche Fragebögen mit allerdings unterschiedlicher testtheoretischer Qualität entwickelt: Es gibt einen Fragebogen für das erinnerte Elternverhalten (Young Parenting Inventory, YPI), je einen Fragebogen für vermeidende und kompensierende Bewältigungsreaktionen und einen Fragebogen für die aktuell immer noch auslösbaren Schemata, der in einer Lang- und einer Kurzform vorliegt (Young Schema Questionnaire, YSQ). Daneben wurden verschiedene Varianten von Modus-Fragebögen entwickelt. Eine von Heinrich Berbalk entwickelte Kurzform ist zusammen mit den oben genannten vier Fragebögen auch als Computerprogramm über den Autor zu erhalten, bei dem die Patienten entweder die Antworten an einem Rechner direkt eingeben oder auch mit der Hand ausgefüllte Fragebögen zur Auswertung eingegeben werden können. Kürzlich wurde in Holland von Jil Lobbestael aus der Arbeitsgruppe von Arnoud Arntz ein neuer Modus-Fragebogen, das Schema-Modes-Inventory, entwickelt, das jetzt auch als Kurzform (SMI) in validierter (d.h. wissenschaftlicher, überprüfter) Form vorliegt. Die deutsche Version wird von Gitta Jacob in Freiburg validiert. Für Therapeuten wird die Arbeit mit den Fragebögen in dem Buch „Praxis der Schematherapie" ausführlich beschrieben und sie sollte in der Supervision geübt werden. Für Patienten ist in dem Buch von Young und Klosko „Sein Leben neu erfinden" ein verkürzter Fragebogen mit 11 Schemata zum Selbst-Ausfüllen enthalten (Hinweise zu beiden Büchern im Anhang).

Beim Einsatz der Fragebögen ist zu berücksichtigen, dass diese nicht als Test entwickelt wurden, sondern um in einer strukturierten Weise das Selbsterleben der Patienten zu erfragen mit dem Ziel, daraus Anhaltspunkte für die Therapie zu gewinnen und diese im Sinne des „Joint Referencing" (siehe Abschnitt 5.1) in die Therapie nichtkonfrontativ einzubringen. Lediglich der YSQ und der SMI erfüllen auch strengere testpsychologische Kriterien. So konnten für einzelne Schemata aus dem YSQ von

Heinrich Berbalk recht hohe Korrelationen zu bestimmten Persönlichkeitsstörungen gefunden werden. In einer pragmatischen, therapiebezogenen Weise können aber die Ergebnisse auch der anderen Fragebögen gemeinsam mit dem Patienten betrachtet und auf die Biografie oder die therapeutische Interaktion bezogen werden. Dadurch haben die Fragebögen einen hohen praktischen Nutzen, denn sie erleichtern den Therapieeinstieg und bieten wichtiges Material für die kognitive Fallkonzeption. Die Fallkonzeption wird im Sinne der Garderobenleisten-Metapher (siehe Abschnitt 4.1) oder des Bildes der Landkarte (siehe Abschnitt 5.1) zum Bezugsrahmen, auf den anschließend das Erleben bei der Emotionsaktivierung (siehe Abschnitt 6.2), in Aktivierungssituationen im Alltag oder in der therapeutischen Beziehung selbst bezogen werden. Hier bestehen Annäherungen an das sogenannte „szenische Verstehen", wie es von Hermann Argelander konzipiert wurde[15].

Eine kurze Fallkonzeption enthält im ersten Schritt die typischen *Auslösesituationen und hervorgerufenen primären Emotionen*. In Abbildung 10 finden Sie eine Fallkonzeption für die Beispielpatientin aus Abschnitt 2.1. Diese allgemeine Auslösesituation wird gewonnen, indem mehrere konkrete Auslösesituationen auf gemeinsame Aspekte hin untersucht werden, also gewissermaßen eine „szenische Essenz" gebildet wird. Im zweiten Schritt wird dieses Erleben den *unkonditionalen Schemata* bzw. *Kind-Modi* einerseits und den *konditionalen Schemata* bzw. *Eltern-Modi* andererseits zugeordnet. Im dritten Schritt werden die daraus resultierenden *Bewältigungsreaktionen* bzw. *-Modi* aufgelistet, die dann im vierten Schritt daraufhin überprüft werden, wie sie die einzelnen *Grundbedürfnisse* befriedigen. Im fünften Schritt kann dann nach Möglichkeiten gesucht werden, wie die Grundbedürfnisse im Sinne des *Modus des Gesunden Erwachsenen* besser bzw. ausgewogener befriedigt werden können. Damit dient die Fallkonzeption nicht nur als Bezugsrahmen für die erlebnisaktivierenden Elemente, sondern auch schon als Ausgangspunkt für erste verhaltensverändernde Interventionen (siehe Abschnitt 6.4).

Schematherapeutische Fallkonzeption (kurz)

1. Auslösesituationen und (ambivalente) Gefühle

„Ich muss auf jemanden warten, der mir etwas bedeutet, und habe keine Ahnung, wie lange das dauert. Ich fühle dann eine ohnmächtige Wut.“

2. Aktivierte Modi
Kind-Seite: **Eltern-Seite:**

Wütendes Kind   *nach außen wirkende Bestrafer*
(im Stich gelassen)   *(Bestrafungsneigung)*

3. Dysfunktionale Bewältigungsversuche (zur Spannungsreduktion)

a) *Überkompensation (Wutausbrüche)*
b) *Distanzierter Selbstberuhiger (Alkohol trinken)*
c) *Unterordnung („Ich schlafe mit Fritz, um ihn wieder freundlich zu stimmen.“)*

4. Grundbedürfnisbilanz der Bewältigungsversuche (kurzfristig)

	a) *Überkompensation*	b) *Dist. Selbstberuhiger*	c) *Unterordnung*
Bindung:	–	–	(+)
Kontrolle/ Autonomie:	+	–	
Selbstwert:	(+)	(+)	–
Lust-/Unlust Vermeidung:	–	+	–

5. Bessere Grundbedürfnisbefriedigung durch „erwachsene“ Lösungen:

Bindung: *„Darauf achten, dass ich mir die positiven Dinge mit Fritz nicht vermiese.“*

Kontrolle /Autonomie: *„**Fritz bitten, Bescheid zu sagen, wenn er später kommt.** (Wofür hat der denn sein Handy?)“*

Selbstwert: *„Selbst die Initiative ergreifen, anstatt mich abhängig zu machen.“*

Lust-/Unlust- Vermeidung: *„Wenn ich schon warten muss, dann tue ich etwas Angenehmes.“*

Abbildung 10: Fallkonzeption (kurz)

6.2 Erlebnisaktivierende Elemente

Neben der besonderen Beziehungsgestaltung im Sinne einer „begrenzten elterlichen Fürsorge" (engl. limited reparenting) stellen die erlebnisaktivierenden Elemente eine wesentliche Erweiterung gegenüber der klassischen kognitiven Verhaltenstherapie dar. Diese Therapieelemente sind dem hypno- bzw. gestalttherapeutischen Kontext entnommen und in das schematherapeutische Modell eingepasst. Sie realisieren den von Klaus Grawe so genannten Wirkfaktor der Problemaktualisierung, indem sie in der Therapie im Sinne einer *emotionalen Exposition* die zuvor vermiedenen Gefühle unter kontrollierten Bedingungen hervorrufen (siehe Abschnitt 2.2). Dadurch kommen die Patienten in Kontakt mit früheren Erlebnisweisen, was dem Prinzip der sogenannten Regression der psychodynamischen Verfahren entspricht. Während diese regressive Phase in psychodynamischen Therapien sich über mehrere Wochen oder gar Monate erstrecken kann, sind die erlebnisaktivierenden Elemente der Schematherapie so konzipiert, dass das Erleben bereits am Ende der Übung in den Modus des Gesunden Erwachsenen integriert wird, sodass die Patienten die Therapiestunde in einem stabilen Zustand verlassen. Dies gelingt durch einen sehr *strukturieren Ablauf,* in dem zunächst die negativen emotionalen Schemata aktiviert und dann bereits in der Sitzung mithilfe des Therapeuten verändert werden. Das führt zu einer unmittelbaren *korrigierenden emotionalen Erfahrung,* die dem Patienten zeigt, dass heute andere Problemlösungen möglich sind als bisher gedacht. Neben der emotionalen Aktivierung in der therapeutischen Beziehung, wie sie im Abschnitt 5.3 beschrieben wurde, können auch durch die Einbeziehung eines Beziehungspartners Schemata aktiviert werden (siehe Kap. 9), da dieser möglicherweise andere Schemata auslöst als der Therapeut. Im Folgenden werden mit dem Imaginationsverfahren und den Dialogen auf mehreren Stühlen diejenigen Therapieelemente etwas ausführlicher dargestellt, die anderen Methoden entlehnt und in dieser Form im verhaltenstherapeutischen Kontext neu sind.

6.2.1 Imaginationsübungen

Durch imaginative Techniken können Patienten besonders gut in Kontakt mit alten, schmerzhaften Erlebnissen und den damit verbundenen primären Emotionen gebracht werden. Besonders sehr kontrollorientierte Patienten mit starken distanzierten Beschützern oder Überkompensierern haben häufig Probleme, ihre primären Emotionen zu benennen, und antworten auf Fragen der Therapeuten mit gedanklichen Umschreibungen oder Erklärungsversuchen. Hintergrund ist, dass bei ihnen die rational-logisch-sprachverbundenen Funktionen des Gehirns wesentlich besser ausgebildet sind als die assoziativ-bildhaften und emotionsnäheren Prozesse. Insbesondere

Menschen mit unsicher-vermeidendem Bindungsstil sind in ihrer Mentalisierungsfähigkeit wenig gefördert worden und neigen zu einer rational-erklärungsuchenden Herangehensweise an Probleme. Typisch dafür ist die Antwort eines Patienten, der auf die Klage seiner Frau: »Du verstehst mich einfach nicht« antwortet: »Doch, ich verstehe dich sehr gut, denn ich kann jeden Satz wiederholen, den du gesagt hast.« Imaginative Techniken helfen, vom sprachlichen (expliziten) in den episodischen (impliziten) Verarbeitungsmodus des Gehirns zu wechseln, oder etwas plastischer ausgedrückt: vom systematisch-zeitlich-räumlich geordneten zum situativ-bildhaft-ganzheitlich-zusammenhängenden Gedächtnissystem. Im Alltag arbeiten beide Verarbeitungs- bzw. Gedächtnissysteme des Gehirns harmonisch zusammen, sodass die beiden Funktionen oft nicht als getrennt wahrgenommen werden.

Eine kleine *Übung* kann die beiden verschiedenen Aspekte verdeutlichen: Versuchen Sie als Leser sich bitte jetzt einmal daran zu erinnern, als Sie das letzte Mal verliebt waren, während Sie gleichzeitig beobachten, was Sie dabei tun. Wenn man diese Übung in einem Kurs durchführt, schließen typischerweise etwa ein Drittel der Teilnehmer spontan die Augen (obwohl sie dazu nicht aufgefordert wurden). Warum? Weil das Schließen der Augen den Menschen von seiner Umgebung abkoppelt und hilft, den Blick nach innen, also auf die innerlich angelegten Schemata, zu lenken. Dann versuchen sich die Menschen, im zeitlich-räumlich geordneten und *sprachverbundenen Gedächtnis* zu erinnern, wann und wo sie das letzte Mal verliebt waren. Diese Suchbewegung erfolgt ähnlich wie das Durchblättern von beschrifteten Karteikarten in einer sogenannten top-down-geführten Suchbewegung (siehe Abschnitt 2.1). Ist die entsprechende Situation identifiziert, wechseln die Menschen in den Modus des *episodisch-bildhaften Gedächtnisses,* indem sie innerlich die passenden Bilder aufrufen. Diese Bilder sind nun ihrerseits Trigger, die „bottom-up" das Gefühl der Verliebtheit wieder neu entstehen lassen.

Gefühle können nicht direkt aufgerufen werden (z.B. durch „Darüber-Reden"), sondern nur über den Zwischenschritt solcher *Schlüsselreize.* Wird die Übung intensiv genug durchgeführt, passen sich die Mimik und die Körperprozesse diesem Gefühl an und die Betreffenden können rasch in einen angenehm-träumerischen Gefühlszustand eintauchen, der fast so intensiv ist, wie das Erlebnis damals war.

Analog zu dieser Übung wird bei einer therapeutischen *Imaginationsübung* mit einer Alltagssituation begonnen, in der die Patienten stark emotional beteiligt waren. Diese starke emotionale Beteiligung zeigt an, dass vermutlich alte Schemata in der Situation aktiviert waren. Dies ist besonders dann der Fall, wenn die Patienten selbst oder anwesende Dritte den Eindruck haben, dass die Reaktion eigentlich übertrieben war. Das „Zuviel" wird durch die Beteiligung der Schemata bzw. „Schubladen" im Inneren bewirkt und lässt sich nicht aus der äußeren Situation erklären.

Schritte der Imaginationsübung

1. Beschreiben einer aktuellen Auslösesituation mit allen Sinnesqualitäten.
2. Fokussierung und Benennung der aktivierten Emotion.
3. In Kontakt mit der Emotion bleiben und passende Bilder aus der Vergangenheit aufsteigen lassen (möglichst aus der Kindheit).
4. In der Kindheitsszene die Interaktion mit den Bezugspersonen wieder „filmhaft" ablaufen lassen und auf die aktivierten Gefühlsfacetten fokussieren.
5. Erkennen, wie in der Gegenwartssituation die alten Gefühle aktiviert werden.
6. In der Kindheitsszene die Grundbedürfnisse erkennen.
7. Aktiv für die Gefühle und Bedürfnisse eintreten (laut aussprechen).
8. Sich das veränderte emotionale und körperliche Erleben vergegenwärtigen.
9. Mit diesem Erleben in Kontakt bleiben und in die Gegenwartsszene gehen.
10. In der Aktualszene die Bedürfnisse und Wünsche dem anderen gegenüber deutlich ausdrücken und schauen, wie sich dadurch das Verhalten verändert.
11. Das aktuelle Gefühl am Ende der Übung mit dem Anfang vergleichen.
12. Eine zusammenfassende Verhaltensregel formulieren.

Tabelle 5: Schritte der Imaginationsübung

Die Aktivierungssituation wird zunächst (1) äußerlich mit *Worten* beschrieben (siehe Tab. 5 und Abb. 11). Dann werden die Patienten aufgefordert, sich die Situation ganz genau wie einen Film vorzustellen, in dem sie jetzt wieder drin sind – möglichst mit allen erinnerbaren *Sinnesqualitäten* (Sehen, Hören, Körpergefühl, Riechen oder Schmecken). Dann (2) fokussieren die Patienten ganz auf die primären *Emotionen*, die durch die aktivierten Sinnesmodalitäten aufgerufen werden, lassen alle Sinnesreize verblassen, während sie mit den primären Gefühlen in Kontakt bleiben. Häufig ist das Erleben der Patienten in dieser aktuellen Situation bereits ambivalent, am häufigsten im Sinne einer ohnmächtigen Wut oder Wut gemischt mit Angst. Dies liegt daran, dass in der Gegenwart genau diejenigen unangenehmen Kindheitssituationen besonders belastend erlebt werden, die schon damals durch die Gefühlsambivalenz nicht auflösbar waren, sodass die Patienten in dieser ambivalenten Erlebensweise gewissermaßen stecken geblieben sind. Im psychodynamischen Modell wird das Fixierung oder „Komplex" genannt.

Im (3.) Schritt sollen die Patienten versuchen, immer in Kontakt mit diesen Emotionen bleibend, spontan Bilder von Situationen aus der *Kindheit oder Jugend* aufsteigen zu lassen, in denen sie sich ähnlich gefühlt haben wie jetzt. Über diese sogenannte Affektbrücke ist es häufig in wenigen Sekunden möglich, sich an strukturähnliche Situationen zu erinnern, auf die man durch Nachdenken nie gekommen wäre. Diese imaginativ-assoziative Suchbewegung führt damit zu anderen biografischen Bezügen als die kognitive Technik des Sokratischen Dialogs, die über gedanklich-assoziative Ver-

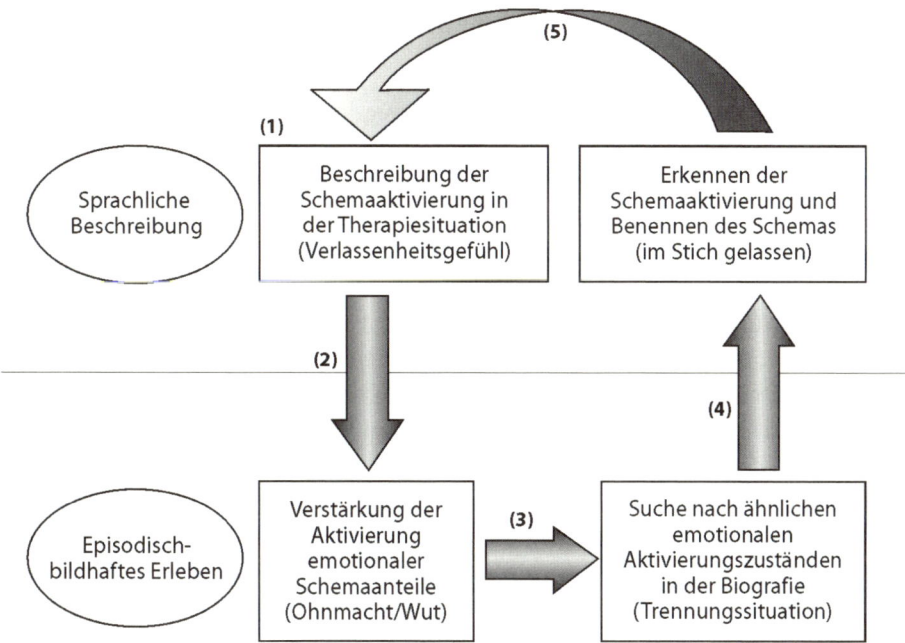

Abbildung 11: Innere Bewegung in der Imagination

knüpfungen von gegenwärtigen negativen automatischen Gedanken zu dahinterliegenden, früher gebildeten Grundannahmen finden möchte. Im positiven Fall können beide Wege jedoch zu ähnlichen Situationen führen und sich ergänzen. Bei der Imaginationsübung sollen sich die Patienten die jetzt gefundene Kindheits- bzw. Jugendsituation möglichst genau mit allen Sinnesmodalitäten vorstellen, um das emotionale Erleben zu verstärken. Dadurch, dass die Patienten ihr Erleben im (4.) Schritt *sprachlich mitteilen,* wechseln sie zwischen dem emotionsnäheren Erlebenszustand und dem reflexiv-sprachlichen Modus hin und her (entsprechend der senkrechten Achse in Abb. 9). Dabei werden neue Verknüpfungen zwischen den verschiedenen Prozessen angelegt und die Mentalisierungsfähigkeit gefördert. Im (5.) Schritt können die Patienten jetzt erkennen, dass das Erleben in der biografischen Situation manchmal bis in Details ähnlich ist zu dem in der aktuellen Situation. Durch diesen *Bezug* wird eindrucksvoll deutlich, wie sich das alte Erleben im Sinne der sich öffnenden Schubladen (siehe Abschnitt 2.1) in das gegenwärtige Erleben „hineinschiebt". Dieses ganz persönliche Erlebnis bestätigt die vorher kognitiv angelegte Fallkonzeption und erleichtert es den Patienten, sich in der Gegenwart von ihren aktivierten Emotionen und Bewältigungsstrategien zu distanzieren. Wer möchte sich schon dauernd die Gegenwart durch alte Verhaltensmuster „vermiesen" lassen?! Dieses Erleben verstärkt den Wunsch, aus diesen alten Schubladen bzw. Beziehungsfallen herauszukommen und sie möglichst rasch zu schließen, damit Raum für neue, erwachsene Bewältigungsreaktionen geschaffen wird.

Nach diesen problemaktualisierenden und -klärenden Schritten folgt jetzt als dritter Wirkfaktor im Sinne von Klaus Grawe die Problembewältigung in der Imagination. Dazu bringt der Therapeut den Patienten im (6.) Schritt aus dem aktivierten „Film" heraus in Kontakt mit seinen *Grundbedürfnissen,* indem er ihn fragt: „*Was brauchst du in dieser Situation eigentlich?*"Oder: „*Wonach sehnst du dich jetzt?*"Diese Formulierungen unterstreichen, dass es notwendig ist, die Patienten in diesem Zustand in Du-Form anzusprechen, da dies dem Erleben der Patienten bzw. dem „gefühlten Alter" in der Imagination entspricht. Sensible Patienten merken, dass sie aus dem Erleben des Kindmodus herausgerissen werden, wenn sie in Sie-Form angesprochen werden. Alternativ kann der Kindmodus auch mit dem Vornamen angesprochen werden: „*Was braucht denn der kleine Thomas jetzt?*"Außerdem müssen alle Sätze in der Gegenwarts- und nicht in der Vergangenheitsform formuliert sein, denn im Erleben der Patienten findet die alte Situation jetzt wieder statt. Wenn die Patienten sehr traurig-bewegt sind, kann der Therapeut auch vorsichtig mit körperlichen *Berührungen Halt geben,* nach dem er sich vorher die Erlaubnis dazu eingeholt hat. Da die Patienten den Therapeuten nicht sehen, fühlen sie sich einfach „gehalten", so wie sie sich als Kind gerne gehalten gefühlt hätten. Das schützt die Therapeuten davor, zu sehr als konkreter Mensch wahrgenommen zu werden, in den man sich verlieben könnte. Als Orientierung kann auch hier wieder das spontane Verhalten dienen, das Menschen bei ihren eigenen Kindern oder bei Freunden zeigen. In beiden Fällen gehören haltgebende Berührungen zum komplexen Muster des Tröstens und Beruhigens ganz selbstverständlich dazu. Der vorsichtige Einsatz derartiger Berührungen aktiviert bei den Patienten entsprechend angelegte Ressourcen aus Situationen, in denen sie als Kind Trost und Halt erlebt haben. Dies erleichtert ihnen, die Emotionen auszuhalten und stärker zuzulassen. Manchmal können erst dann Gefühle von Enttäuschung, Ärger oder gar Wut gefühlt und ausgedrückt werden bzw. sie werden nach einer Berührung zunächst stärker. Das darf den Therapeuten nicht irritieren und er muss das mittragen können. Dabei helfen die eigenen (Selbst)-Erfahrungen in den Fortbildungskursen.

Die *Kraft,* die in diesen Ärgergefühlen steckt, ist besonders bei Patienten, die zur Unterordnung neigen, eine wichtige Ressource, die sie brauchen, um jetzt besser für sich sorgen zu können. Für diese Patienten ist die zentrale korrigierende emotionale Erfahrung, jetzt nicht mehr schweigen und sich unterordnen oder zurückziehen zu müssen, sondern im (7.) Schritt endlich laut und deutlich die *eigenen Bedürfnisse einzuklagen*. Dies scheint ein wesentlicher Wirkfaktor der Imaginationsübung zu sein, der bis in das körperliche Erleben zurückwirkt. Umgekehrt können Patienten, die eher zu überkompensierenden oder gefühlsabspaltenden Bewältigungs-Modi neigen, in der Imagination ihre verletzliche und bedürftige Kindseite erleben und die korrigierende Erfahrung machen, diese in einer sanften Weise zum Ausdruck zu bringen und gehört zu werden. Auch dies kann das Verhaltensrepertoire erweitern. Es geht also zusammenfassend darum, *Zugang* zu den jeweils vorher *abgespaltenen Kind-Modi* zu finden und die unterrepräsentierten Bewältigungs-Modi aufzubauen.

Gelingt es den Patienten nicht, direkt ihre Bedürfnisse mitzuteilen, kann unter Anleitung des Therapeuten eine Außenperspektive eingenommen werden, indem man die Patienten fragt, was sie sagen oder tun würden, wenn jemand ihre eigenen Kinder so behandeln würde, wie es in der Imagination mit ihnen geschieht. In vielen Fällen bekommen Patienten durch diesen Perspektivwechsel Zugang zu ihren aktiv-selbstbehauptenden Bewältigungsstrategien. Es ist eindrucksvoll zu sehen, wie gut die Patienten für andere Menschen und ihre eigenen (leiblichen) Kinder sorgen können, aber sich selbst vernachlässigen! Notfalls kann der Therapeut in die Imagination einsteigen und dafür sorgen, dass vernachlässigende oder misshandelnde Personen in der Imagination eingegrenzt, zurückgewiesen oder buchstäblich „vor die Tür gesetzt" werden. Obwohl der größte Zuwachs an Selbstwirksamkeit erzielt wird, wenn die Patienten in der Imagination selbst für sich sorgen, ist auch die Erfahrung hilfreich, dass ein anderer Mensch entschlossen für sie eintritt und sie nicht mehr wie früher allein gelassen sind.

Beim (8.) Schritt machen sich die Patienten das jetzt veränderte emotionale und *körperliche Erleben* bewusst, lassen alle Sinneseindrücke aus der biografischen Situation verblassen und gehen (immer in Verbindung mit diesem veränderten neuen Erleben) im (9.) Schritt wieder in die *Ausgangsszene* zurück. Gegebenenfalls muss dies sehr langsam geschehen, damit die Patienten in Kontakt mit ihrer Kraft bleiben.

Im (10.) Schritt werden die Patienten aufgefordert, aus diesem veränderten Erleben heraus die *Aktualszene* imaginativ so zu *verändern,* dass sie jetzt besser für ihre Bedürfnisse sorgen. Sie sollen die Situation so lange weiterspielen, bis ein befriedigendes Ergebnis erreicht ist. Gegebenenfalls kann der Therapeut etwas assistieren. Im (11.) Schritt vergleichen die Patienten ihr *Erleben am Ende* der nun veränderten Situation mit dem Erleben in der Ausgangssituation, um das sog. Diskrimationslernen zu fördern. Dadurch soll im Bewusstsein verankert werden, dass heute eine andere Lösung möglich ist, indem sie erkennen, wie sehr sie durch die Fixierung im alten Erleben in der Gegenwart blockiert waren. Im (12.) und letzten Schritt kann versucht werden, dieses Erleben in Form einer *Selbstinstruktion* zusammenzufassen, die die Patienten in ähnlichen Auslösesituationen in Zukunft top-down aktivieren können, um sich selbst an die neuen Lösungsmöglichkeiten zu erinnern.

Eine solche „große Imaginationsübung" dauert in der Regel zwischen 25 und 40 Minuten, sodass sie in einer normalen Therapiestunde abgeschlossen werden kann. Notfalls kann der Therapeut lenkend eingreifen, um die Situation auf jeden Fall zu einem positiven Ausgang zu führen. Das zeigt aber auch, dass möglichst früh in der Stunde mit den emotionsaktivierenden Techniken begonnen werden sollte. In der nächsten

Stunde kann gegebenenfalls nochmals mit der gleichen Imagination weitergearbeitet werden. Dies ist besonders bei traumatisierenden Erlebnissen sinnvoll. Auch wenn es zu sehr starken emotionalen Aktivierungen im Sinne eines sog. Flash-backs oder einer beginnenden Dissoziation kommt, greift der Therapeut lenkend ein und löst die Situation auf, um den Patienten vor einer Retraumatisierung zu schützen und die Imagination auf jeden Fall zu einer positiven Erfahrung zu machen. Imaginative Verfahren sind vor allem dann hilfreich, wenn die Patienten einen erschwerten Zugang zu ihren Gefühlen haben. Wenn das Erleben übermäßig stark in den Alltag einbricht (sog. Intrusionen bzw. Flash-backs), stellen auch die Methode der verlängerten kognitiven Exposition nach Edna Foa oder Anke Ehlert[16] bzw. das EMDR (Eye movement desensitization and reprocessing) von Francine Shapiro[17] geeignete Techniken dar, um das bewusst verfügbare Material systematisch aufzuarbeiten.

In der Regel reichen zwei bis drei derartige große Imaginationsübungen aus, um das Prinzip des „Eindringens der Vergangenheit in die Gegenwart" zu verstehen und die kognitive Fallkonzeption mit Erleben zu füllen. Im weiteren Therapieverlauf reichen dann kurze Imaginationen aus, um hinter der aktuellen emotionalen Aktivierung die Kind-Modi zu erkennen und Bezüge zu früheren biografischen Situationen herzustellen. Diese *„Kurzimaginationen"* brauchen nur wenige Minuten. Sie sollten immer dann eingesetzt werden, wenn den Patienten selbst der Zusammenhang zwischen aktuellem Erleben und biografischem Kontext nicht deutlich ist, um diese Bezüge erlebend zu vertiefen. In diesem Sinne kann auch aus der nachfolgend beschriebenen Dialogübung auf mehreren Stühlen kurz in eine Imaginationshaltung gewechselt werden, bevor dann die Stühle-Übung fortgesetzt wird. Emotionsaktivierende Techniken machen die Therapie wesentlich intensiver und sollten daher möglichst rasch und oft eingesetzt werden.

6.2.2 Dialoge auf Stühlen

Eine weitere Möglichkeit, das innere Erleben auszudifferenzieren und kognitiv zu verankern, sind Dialoge auf mehreren Stühlen. Dadurch, dass die Patienten entsprechend der erlebten Haltung bzw. dem aktivierten Modus verschiedene Stühle aufsuchen, werden die einzelnen Erlebensweisen an einem bestimmten äußeren (und entsprechend auch neuronal-inneren) Ort repräsentiert. Dies fördert den Modus des Gesunden Erwachsenen, indem er die verschiedenen inneren Positionen „verorten" kann. Das Wechseln der Stühle erleichtert den *Perspektivwechsel* bzw. den Überstieg in die Außenperspektive. Während sich auf einem einzigen Stuhl die verschiedenen Modi gegenseitig blockieren bzw. durchmischen, kann durch den Wechsel des Stuhls leichter auf eine latent vorhandene Lösungsressource zurückgegriffen werden. Gibt man zum Beispiel einem Patienten die Aufgabe, zunächst sein Erleben aus dem Kind-Modus zu beschreiben und dann auf den Stuhl des Gesunden Erwachsenen zu wechseln, kann man ihn bitten, so mit dem Kind-Modus zu sprechen, wie er oder sie mit einem eigenen leiblichen Kind sprechen würde. Diese Aufteilung erleichtert es, angemessen tröstende, beruhigende oder aufmunternde Worte zu finden. Diese Inszenierung eines Dialoges auf zwei Stühlen baut neuronale Bahnen und Muster auf, auf die die Patienten später in einem *inneren Dialog* auch in Abwesenheit des Therapeuten zurückgreifen können.

Zunächst können *Dialoge auf zwei Stühlen* eingesetzt werden, in denen einem Kind-, Innere-Eltern- oder Bewältigungs-Modus der Gesunde Erwachsene auf einem anderen Stuhl gegenübersitzt, damit der Gesunde Erwachsene neue Lösungsmöglichkeiten in das Verhaltensrepertoire einbringen kann. Die Dialoge können in einer eher vermittelnden oder eher konfrontierend-zurückweisenden Form geführt werden. Diesbezüglich gibt es innerhalb der Schematherapie verschiedene Vorlieben, was möglicherweise auch mit den biografischen Hintergründen der einzelnen Therapeuten zu tun hat. In der eher auf Spannungsreduktion und Kompromissbildung ausgelegten Variante versuchen die Patienten auf dem Stuhl des Gesunden-Erwachsenen-Modus zuerst im ersten Teil des Antwortsatzes denjenigen Anteil in der Haltung des anderen Stuhles anzuerkennen (bzw. zu validieren), der zu einer konstruktiven Lösung beitragen kann, bevor in einem zweiten Satzteil die neue, kritische Position eingebracht wird. Diese Dialogfigur geht auf das *dialektische Prinzip* Hegels zurück, dass es für jede These (abhängig vom Blickwinkel) eine (begründete) Antithese gibt und die Synthese die Vorteile beider zu vereinigen sucht. Diese vernunftorientierte Haltung führt über die biologisch angelegte „Sieg-oder-Niederlage"-Kampfhaltung hinaus und fördert das Lernen und damit die Weiterentwicklung des Systems im Sinne einer Komplexitätssteigerung (siehe Abschnitt 2.1). Eine solche Formulierung könnte gegenüber den Inneren Antreibern lauten: *„Ja, ich kann verstehen, dass es euch wichtig ist, dass wir erfolgreich sind, aber ich persönlich muss nicht bei den Besten sein, und mir reicht es, wenn ich überhaupt ins Ziel komme."* Oder gegenüber einem Distanzierten Beschützer: *„Es ist richtig, dass eure Gefühlsabspaltung uns lange Jahre das Überleben gesichert hat, aber jetzt wollen wir mit unseren Gefühlen in Kontakt kommen, weil wir viel größer sind und das jetzt aushalten können."* Und gegenüber einem Wütenden-Kind-Modus: *„Ja, es ist völlig normal, dass du in dieser Situation wütend reagierst, aber ich will dafür sorgen, dass uns deine Wut nicht schadet, sondern dass wir eine konstruktive Lösung finden, die auch langfristig funktioniert."* Anfangs mag diese strukturiert eingesetzte Satzkonstruktion für Therapeut und Patient etwas aufgesetzt wirken. Die Vermittlung zwischen den beiden Positionen hat aber ein deutlich größeres Konfliktlösungspotenzial als eine schlichte Gegenrede. Die Leser mögen das gerne einmal mit ihren Partnern ausprobieren ...

Besonders bei dem Modus der Inneren Bestrafer oder aggressiven Formen der Überkompensation ist jedoch eine Kompromissbildung im Grunde nicht möglich, und es ist die Aufgabe des Therapeuten, den Patienten dabei zu unterstützen, dass er sich gegenüber diesen inneren, stark dysfunktionalen Anteilen deutlich abgrenzt und durchsetzt. Zudem fühlen sich viele Opfer durch Introjekte latent schuldig und sind dadurch mit den Tätern ambivalent verstrickt. Um diese Verstrickung aufzulösen, kann für den gebundenen Teil eine verständnisschaffende Validierung der Person an den Satzanfang gestellt werden, bevor das konkrete Verhalten klar kritisiert und zurückgewiesen wird. Eine in diesem Sinne schärfere Formulierung könnte gegenüber einem Inneren Bestrafer sein: *„Ich weiß, dass ihr das früher so gelernt habt und dass harte Strafen angeblich sein müssen – aber das ist eine schlechte Pädagogik, und ich werde heute nicht mehr akzeptieren, dass ihr das immer noch fordert, und euch daher konsequent zurückweisen. Diese Zeiten sind ein für allemal vorbei!"* Oder gegenüber einem Schikanierer- und Angreifer-Modus: *„Ich weiß, dass du mit diesen Strategien früher überlebt hast, aber heute bringt das nur Ärger, und das haben wir gar nicht mehr nötig. Ich will diese Verhaltensweisen nicht mehr haben!"* An dieser Stelle muss der Therapeut manchmal sehr energisch eingreifen, damit die Patienten das Modell eines Gesunden Erwachsenen neu aufbauen können. Die entschlossene und ggf. kompromisslose Klarheit des Therapeuten ist für die Patienten dann sehr entlastend und öffnet gewissermaßen eine innere Tür. Bei diesen Übungen geht es nicht darum, die dysfunktionalen Haltungen der alten Modi zu ändern. Das ist im Grunde nicht möglich, denn die wurden so, wie sie sind, in die Nervenstruktur eingebrannt. Aber die Verstrickungen und Blockaden können aufgelöst und ein innerer *Raum für neue Lösungen* kann geschaffen werden. Die zunächst vom Therapeuten eingebrachten Vorschläge müssen die Patienten in jedem Fall mit ihren eigenen Worten wiederholen, damit sie sich in die neuronale Matrix und damit in das Verhaltensrepertoire einbrennen können. Nur so kann Selbstwirksamkeit aufgebaut werden entsprechend dem chinesischen Sprichwort: „Gib' einem Hungernden einen Fisch und du machst ihn satt für einen Tag. Lehre ihn fischen und er wird nie wieder hungern!"

Zu diagnostischen Zwecken können zu Beginn der Therapie auch mehrere Stühle eingesetzt werden (z.B. für *jeden Modus ein eigener Stuhl*), um den Patienten in der äußeren Gegenüberstellung ein Bild seiner verschiedenen Erlebensweisen zu geben und durch Befragen der einzelnen Stühle die Modi besser zu differenzieren. Dieses Vorgehen ähnelt stark dem Psychodrama. Im weiteren Verlauf kann dann mit den relevanten Modi weitergearbeitet werden, zum Beispiel in der strukturierenden Weise eines Dialoges auf drei Stühlen (Zusammenfassung des Ablaufs siehe Tab. 6).

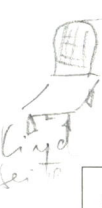
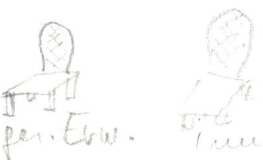

Schritte der Dialogübung auf drei Stühlen

1. Einen aktuellen Konflikt auf dem Erwachsenenstuhl schildern lassen und das Erleben auf dem Kind- und Elternstuhl herausarbeiten.

2. Bewältigungsmodi benennen und „herausnehmen". Darauf achten, dass der Patient auch auf dem Stuhl sitzt, für den er spricht.

3. Den Konflikt zwischen Kind- und Innere Eltern-Seite zuspitzen. Dabei häufiger zwischen Kind- und Innere Eltern-Stuhl wechseln lassen.

4. Ziel ist, auf der Kindseite auch den Kind-Modus sprechen zu lassen, der zunächst im Hintergrund war, damit dessen Bedürfnisse gesehen werden.

5. Wenn die Spannung deutlich genug ist, setzt sich der Patient erstmals auf den Stuhl des Gesunden Erwachsenen und fühlt bewusst die Spannung.

6. Der Gesunde Erwachsene antwortet in beide Richtungen mit vermittelnden oder ausgrenzenden Sätzen – ggf. Elternstuhl wegrücken.

7. Beide Pole werden gefragt, ob sie die Aussagen des Gesunden Erwachsenen annehmen – ggf. muss mithilfe des Therapeuten „nachverhandelt" werden.

8. Am Ende werden auf dem Stuhl des Gesunden Erwachsenen die Restspannung und der Unterschied zum 5. Schritt gefühlt, um den Effekt zu verdeutlichen.

9. Regelextraktion und Generalisierungsvorbereitung: Innere Antworten des Gesunden Erwachsenen für entsprechende Aktivierungssituationen werden festgehalten und ggf. in einem Rollenspiel eingeübt.

Tabelle 6: Schritte der Dialogübung auf drei Stühlen

Beim *Dialog auf drei Stühlen* steht der Stuhl des gesunden Erwachsenen in der Mitte und rechts und links davon je ein Stuhl für die Kind- und die Innere-Eltern-Seite. Wichtig ist, dass die Patienten immer auf dem Modus-Stuhl sitzen, aus dem heraus sie gerade sprechen. In der Regel wird auf dem Stuhl des Gesunden Erwachsenen mit einer Schilderung des Ablaufs begonnen (1). Wenn in der Therapie spontan ein Konflikt aktualisiert wird, kann auch direkt in die Übung eingestiegen werden mit der Bemerkung: *„Mir scheint, da ist gerade ein interessanter Konflikt aktiviert. Statt darüber zu reden lassen Sie uns den doch mal auf die Stühle setzen!"* Meist befinden sich die Patienten in einem der Bewältigungs-Modi. Nachdem der Inhalt grob beschrieben ist, wird der Bewältigungsmodus vom Therapeuten markiert, benannt und „herausgenommen" (2), indem man ihm symbolisch einen Platz außerhalb der drei Stühle zuweist – z.B.: „Gestern habe ich mich wieder furchtbar aufgeregt, als mein Mann nicht nach Hause kam!" Der Therapeut reagiert, indem er sagt: *„Gut, das klingt nach einer Überkompensation! Wie hat sich denn die Kindseite dabei gefühlt? Setzen Sie sich doch bitte mal auf diesen Stuhl."* Oder: *„Mich interessiert, was Ihre Inneren Antreiber gesagt haben, als Ihr Mann schon wieder nicht kam, um Sie so richtig heiß zu machen? Setzen Sie sich doch bitte dazu mal auf den anderen Stuhl hier."* Durch das Auseinandersetzen werden die einzelnen Komponenten, die den Bewältigungsmodus hervorbringen, deutlicher.

Das Herausnehmen soll das Trennen zwischen Bewältigungsmodus und Kindmodus-Erleben fördern. Sagt ein Patient zum Beispiel auf dem Stuhl des Kind-Modus, er fühle sich schuldig, antwortet der Therapeut: *„Das ist ein Unterordnungsmodus! Wie fühlt sich denn das Kind auf diesem Stuhl?"* Ggf. setzt sich der Patient auf den Bestraferstuhl und sagt den Satz zum Kindstuhl in modifizierter Form: *„Du bist schuld!"*. Nach dem erneuten Wechsel auf den Kindstuhl kann der Therapeut fragen: *„Wie fühlst du dich, wenn du an allem schuld sein sollst?"*, damit die Patienten zu den primären Gefühlen von Ärger, Angst, Traurigkeit oder Verzweiflung vordringen können. Eine etwas provokante, mentalisierungsfördernde Frage für diesen Schritt kann auch sein: *„Aber mit diesen Schuldgefühlen kommt ein Kind ja nicht auf die Welt – was sind denn die ursprünglichen Gefühle des Kindes in dieser Situation?"*

Der Therapeut kann die Modi zunächst zu sich sprechen lassen. Dadurch hat er den Prozess gut unter Kontrolle. Um den Prozess etwas anzuheizen, kann er die Modi direkt miteinander streiten lassen und durch zugespitzte Wiederholungen „Salz in die Wunden streuen" (3). Der Therapeut arbeitet in dieser ersten, problemaktivierenden Phase der Übung wie ein „agent provocateur", um die Konflikte „heiß" und damit deutlicher zu machen und die Bewältigungsmodi „auszuhebeln" – z.B. zum Kind gerichtet: *„Stimmt das wirklich, dass du eine faule Socke bist?"* oder zum Innere-Eltern-Stuhl: *„Seht ihr, jetzt wird das Kind auch noch frech, wollt ihr euch das bieten lassen?"* An dieser Stelle muss der Therapeut darauf achten, dass die Patienten nicht in Gespräche über ihr Erleben abdriften (im Sinne des Distanzierten Beschützers) und unter Umständen das Tempo mit häufigeren Stuhlwechseln hochhalten, um das Erleben selbst zu intensivieren. Eventuell wieder auftretende Bewältigungsmodi werden erneut benannt und „herausgenommen". Wenn bei einer Stühleübung allerdings wichtige neue Gefühle aktiviert werden oder „Lichter aufgehen", sollten diese kognitiv mit Bezug auf die Fallkonzeption geklärt und verankert werden. Dazu wird die Übung kurz unterbrochen. Der Therapeut achtet darauf, dass der Zweck der Übung nicht aus den Augen verloren wird, und wechselt nach der gedanklichen Klärung wieder in die erlebnisaktivierende Arbeit.

Ziel ist zunächst, auf dem Kind-Stuhl auch den Modus zum Sprechen zu bringen, der anfangs von den Bewältigungsmodi verdeckt war (4). Bei eher kämpferisch-überkompensierenden Patienten ist das der Verletzbares-Kind-Modus, bei den eher unterordnungsorientierten das „Wütende Kind". Eine entsprechende Formulierung könnte bei der Patientin aus unserem Fallbeispiel lauten: *„Mit der wütenden Kindseite sind wir schon gut in Kontakt. Aber was wünscht sich denn das Verletzbare Kind?"*. Eventuell müssen dafür vorübergehend zwei Kind-Stühle angeboten werden, um die innere Differenzierung zu fördern. Der Stuhl für den weniger verdeckten Kind-Modus wird nachher wieder herausgenommen, wenn der Kontakt zu dem anfangs verdeckten Kind-Modus gelungen ist. Mit dem wird dann weitergearbeitet, denn er war bei den bisherigen Bewältigungsversuchen unterrepräsentiert. Das *„Auseinandersetzen"* der zunächst im Patienten ambivalent bzw. sich wechselseitig blockierend auftretenden Gefühle führt dazu, dass die innere Spannung zwischen Grundbedürfnissen (Kind-Stuhl) und verinnerlichten Regeln und Erwartungen (Innere-Elternstuhl) viel deutlicher bewusst wird. Nicht selten verschwimmt die Trennung zwischen Inneren-Eltern-Modi und Bildern der realen Eltern. In der Regel stört das die Übung nicht, da die Inneren Eltern die Introjekte der äußeren Eltern und damit „aus demselben Holz geschnitzt" sind. Gegebenenfalls müssen Therapeut und Patient entscheiden, ob mehr im Sinne einer rollenspielartigen Abgrenzungsübung mit den äußeren Eltern gearbeitet werden soll oder an dem inneren Ambivalenzkonflikt. Die lösenden Dialoge sind im Grunde aber die gleichen.

Dann beginnt die *Problembewältigung*. Dazu setzen sich die Patienten zunächst zum ersten Mal wieder auf den Stuhl des Gesunden Erwachsenen (5) und sollen die Spannung zwischen den beiden Stühlen an ihrer Seite fühlen. Im Sinne einer emotionalen Exposition können nun die Patienten bemerken, wie wichtig die alten Bewältigungsmodi zur Spannungsreduktion waren. Wie bei dem Dialog auf zwei Stühlen beschrieben, versucht nun der Gesunde Erwachsene, den jeweils akzeptablen Teil der Position des Kind- bzw. Eltern-Stuhles aufzugreifen und mit sinnvoll-korrigierenden Aspekten der Gegenposition zu verbinden (6), ähnlich wie ein Pendeldiplomat. So kann er zu dem antreibenden Inneren-Eltern-Modus sagen: *„Es ist richtig, dass sich Kinder in einem gewissen Maße unterordnen müssen, aber wie ihr die Gefühle der Kindseite behandelt, ist diktatorisch und völlig überzogen. Das kann ich als Gesunder Erwachsener nicht akzeptieren und werde mich vor das Kind stellen. "* Oder zu dem Kind-Modus: *„Ich kann verstehen, dass dich die überzogenen Ansprüche der Antreiber resignieren lassen, aber ich möchte, dass du mir vertraust und einmal versuchst, wenigstens einen Teil der gestellten Aufgaben zu bewältigen. Ich werde darauf achten, dass du nicht überfordert oder entwertet wirst. "* Auch hier muss wieder eine angemessene Balance zwischen integrierendem Kompromiss und notwendiger Ausgrenzung gefunden werden. Gegebenenfalls unterstützt der Therapeut den Patienten bis hin zum Soufflieren von Vorschlägen. Die Patienten müssen die *Vorschläge* aber dadurch zu ihren eigenen machen, indem sie sie mit ihren Worten *aktiv wiederholen* und so umformulieren, dass sie für sie stimmig sind. Dabei ist zu berücksichtigen, dass die Patienten auch nach Ende der Sitzung, wenn sie wieder allein sind, die Ausgrenzung innerlich durchhalten können und es nicht zu Gegenreaktionen der Inneren Bestrafer und zum Beispiel zu nachfolgenden Selbstverletzungen kommt. Um dieser Gefahr entgegenzuarbeiten, werden die vorgeschlagenen Lösungen des gesunden Erwachsenen jeweils auf dem Innere-Eltern- und Kind-Stuhl sitzend dahingehend geprüft, ob die entsprechenden Modi diese Lösung mittragen können bzw. so weit entkräftet sind, dass sie sie hinnehmen müssen (7). Unter Umständen müssen noch einige Male die Stühle gewechselt und es muss „nachverhandelt" werden. Die Inneren Eltern müssen den Lösungen nicht unbedingt zustimmen. Das würde sie überfordern angesichts der Tatsache, dass sie nun mal so geformt sind, wie sie sind. Es reicht, wenn sie sich zurückhalten und bereit sind, den Vorschlag des Gesunden Erwachsenen im Sinne eines *Verhaltensexperimentes* auszuprobieren. Um die Ausgrenzung von unmäßig Strafenden-Eltern-Modi zu unterstützen, kann deren Stuhl auch weiter weggeschoben oder aus dem Raum herausgestellt werden. Das verdeutlicht die Schwächung von deren Position und den Machtzuwachs des Gesunden Erwachsenen. Anfangs kann das der Therapeut übernehmen, nachher sollen die Patienten den Abstand selbst regulieren. Wenn die Tragfähigkeit der Lösungen in der Sitzung sorgfältig geprüft wird, ist die Gefahr von emotionalen Krisen nach der Sitzung deutlich geringer. Letztlich entscheiden sowieso die Verhaltensexperimente, ob die Lösungen des Gesunden Erwachsenen tragen (siehe Abschnitt 6.4.3).

Am Ende setzen sich die Patienten wieder auf den Stuhl des Gesunden Erwachsenen und prüfen erneut die Spannung zwischen den beiden äußeren Stühlen (8). Typischerweise ist diese jetzt deutlich geringer und die Patienten fühlen sich auf dem Stuhl des Gesunden Erwachsenen kräftiger und zuversichtlicher. Dies sollte auch als Körpergefühl bewusst gemacht und verankert werden. Die Aussagen bzw. *Lösungsvorschläge* des gesunden Erwachsenen können im Alltag als *Vorlage für Selbstinstruktionen* dienen (9) und damit den Transfer der Therapieerfolge in den Alltag vorbereiten.

6.3 Kognitive Elemente

6.3.1 Schema-Memo

In Modifikation der aus der kognitiven Therapie bekannten Spaltentechnik hat Jeffrey Young ein Arbeitsblatt entwickelt, in dem in vier Schritten eine kognitive Korrektur vorbereitet wird, das sogenannte „Schema-Memo" (engl.: flash card, siehe Abb. 12). Zunächst werden (1) der Affekt und die Auslösekonstellation der *aktuellen Szene* beschrieben, im zweiten Schritt (2) der Bezug zum biografisch angelegten *Schema-Hintergrund* erarbeitet, dann eine (3) *kognitive Korrektur* eingeführt und zuletzt eine (4) neue *Handlungsanweisung* formuliert. Die eingedruckten Satzanfänge erleichtern dem Patienten das Ausfüllen, das er mit therapeutischer Unterstützung möglichst selbst durchführen soll. Der Therapeut kann dabei Vorschläge machen, die Patienten sollen jedoch mit eigenen Worten ihr Schema-Memo ausfüllen und auch mit nach Hause nehmen. Sie können dann zwischen den Sitzungen das Schema-Memo anschauen und ggf. in neuen emotionalen Aktivierungssituationen versuchen, selbst ein Schema-Memo auszufüllen, das dann in der nächsten Stunde besprochen und eventuell optimiert wird. Dadurch kommen die Patienten mehr und mehr in eine *aktive Arbeits- und Bewältigungshaltung*. Durch das Schema-Memo werden die Erlebnisse einer Imagination oder einer Konfliktbearbeitung innerhalb der Therapie zwischen Patient und Therapeut kognitiv verankert. So kann später top-down auf die neuen Regeln zugegriffen werden, wenn in Alltagssituationen Entscheidungen getroffen werden müssen. Die Verhaltensanweisungen im letzten Teil können anschließend als Selbstinstruktion im Alltag eingesetzt werden. In Kliniken (oder auch ambulant) können Schema-Memos auch gut in Gruppen durchgeführt werden, wobei sich die Patienten wechselseitig unterstützen. Für andere Menschen stehen die Lösungsressourcen sehr wohl zur Verfügung, nur für sich selbst können sie durch die seelischen Blockaden nicht eingesetzt werden.

Das Schema-Memo

1. Benennen des aktualisierten Gefühls
„Im Augenblick fühle ich (Emotion) *ohnmächtige Wut ...*, weil (Auslösesituation/Trigger) *mein Mann mich schon wieder einmal warten lässt, ohne Bescheid zu sagen.*"

2. Erkennen des aktivierten Schemas/Modus und der Bewältigung
„Ich weiß, dass das wahrscheinlich mein (Schema/Modus) *Im-Stich-Gelassen/das Wütende Kind ...* ist, das/den ich durch (Auslösesituation) *das wiederholte Warten im Hort als Kind ...* erlernt habe. Diese Aktivierung löst bei mir (Bewältigungsmechanismus) *eine aggressive Überkompensation ...* aus."

3. Anerkennen der Dysfunktionalität/Realitätsprüfung
„Obwohl ich glaube (dysfunktionaler Gedanke), *dass mein Mann mich nicht liebt und mich bewusst hängen lässt, weil ich unwichtig bin ...* ist die Realität, dass (erwachsene Sichtweise) *er in der jetzigen Wirtschaftslage kaum die Überstunden ablehnen kann ...* (Beweise – möglichst konkret). *Er hat mir ein entsprechendes Schreiben des Chefs gezeigt.*"

4. Trennen vom alten und Einbrennen des neuen Verhaltensimpulses
„Obwohl ich bisher immer (Bewältigungsversuch) *mit wütenden Angriffen reagiert habe ...* könnte ich stattdessen (funktionales Verhalten) *ihn bitten, dass er mir rechtzeitig Bescheid sagt, damit ich mir keine Sorgen mache und mit der Wartezeit etwas Vernünftiges anfangen kann.*"

Abbildung 12: Das Schema-Memo (Eintragung der Patientin *kursiv*)

6.3.2 Selbstinstruktionen (BEATE-Schritte)

Das zentrale Therapieziel der Schematherapie ist, dass die Patienten am Modell des Therapeuten den Modus des Gesunden Erwachsenen aufbauen. Er soll Problemaktualisierungssituationen analysieren, sich selbst modifizierende Verhaltensanweisungen geben und diese dann konsequent umsetzen. Metaphorisch könnte man den gesunden Erwachsenen als Kutscher bezeichnen, vor dessen Wagen die Modi als Pferde gespannt sind, die er zügeln und lenken lernen muss. Die Zügel sind die inneren Dialoge bzw. Selbstinstruktionen, mit denen der Kutscher versucht, Einfluss auf die Modi zu nehmen. So wie gute Eltern ihre Kinder beruhigen, lernt der Gesunde Erwachsene die emotionalen Aktivierungen der Inneren-Kind-Modi zu führen. Wenn Patienten selbst Kinder haben, ist es relativ leicht, die für die äußeren Kinder vorhandene Ressource auf die Inneren-Kind-Modi zu übertragen, was die Therapie deutlich verkürzen kann. Aber auch Patienten, die selbst keine Kinder haben, haben Modelle für positives Elternverhalten, an denen sie sich orientieren können, so wie sich der Therapeut selbst im Umgang mit den Patienten auch an diesen Modellen orientiert.

Um den komplexen Prozess des Schema-Memos in eine im Alltag rasch und zuverlässig verfügbare Form zu bringen, hat der Autor die Schritte des Schema-Memos in das

Akronym (Kunstwort) *BEATE* zusammengefasst, das sich aus den Anfangsbuchstaben der einzelnen Schritte zusammensetzt:

--> *Benennen:* Die aktualisierten Gefühle (Kind-Modus) oder inneren Anweisungen (Eltern-Modus) bzw. der Impuls zum Bewältigungs-Modus werden markiert und benannt, bevor eine Handlung gestartet wird.

--> *Erkennen:* Die Patienten vergegenwärtigen sich, dass es sich um alte, früher angelegte Modi handelt, bzw. sie erkennen die dahinterliegenden Schemata (Prinzip der alten Schubladen).

--> *Anerkennen:* Die Patienten akzeptieren, dass sie zunächst so sind, wie sie sind, und selbst die Verantwortung haben, die Situation positiv zu beeinflussen, um aus der Fixierung bzw. Opferrolle herauszukommen. Dann wird mit Blick auf die Grundbedürfnisse und langfristigen Ziele versucht, eine bewusste Wahl aus der Position des gesunden Erwachsenen zu treffen, was sie nun tun wollen.

--> *Trennen:* Der spontane Handlungsimpuls wird losgelassen und „durchgewunken" (auch wenn es schwerfällt).

--> *Einbrennen:* Die neu gewählte Handlung wird ganz bewusst auch gegen eventuelle innere Widerstände durchgeführt, notfalls als Experiment.

Das Akronym BEATE (lateinisch: die Glückliche) soll helfen, dass sich die Patienten die fünf Schritte besser merken können. Zur zusätzlichen Verankerung können in Aktualisierungssituationen die fünf Schritte auch an den fünf Fingern einer Hand abgezählt werden.

6.4 Verhaltensverändernde Elemente

6.4.1 Rollenspiele

Das in der Therapie neu aufgebaute Verhalten ist zunächst noch instabil. Daher müssen die neuen Lösungsansätze systematisch geübt und immer wieder angewendet werden, so wie es auch in der konventionellen Verhaltenstherapie praktiziert wird. Im ersten Schritt können Rollenspiele helfen. Bereits in den Imaginationen oder bei den Dialogen auf Stühlen üben die Patienten, in *direkter Rede* ihren Bedürfnissen Ausdruck zu verleihen. Im Rollenspiel wird das am Therapeuten stellvertretend für ihre Sozialpartner geübt. Defizite in der Verbalisierungsfähigkeit der Patienten können erkannt und beseitigt, immer wieder auftauchende Bewältigungs-Modi korrigiert werden. Auch Therapeuten kostet es eine gewisse Überwindung, Rollenspiele zu beginnen, aber die Therapieeffekte sind deutlich größer als wenn nur „darüber geredet" wird. Das Üben in der Therapie reduziert zudem die Schwelle, auch außerhalb der Therapie das Verhalten einzusetzen. Nach dem Rollenspiel kann das Gefühl vorher und nachher verglichen werden im Sinne eines Verhaltensexperimentes. Dadurch wird der Sinn für die Unterschiede zwischen kurzfristigen und langfristigen *Konsequenzen* geschärft.

6.4.2 Hausaufgaben

Damit sich im Lebensalltag die in der Therapie neu aufgebauten gegen die gewohnheitsmäßig eingebrannten alten Verhaltensmuster durchsetzen können, muss auf neuronaler Ebene die Übertragungsstärke der neuen Bahnungen im synaptischen Spalt stärker sein als die der alten – d.h. es müssen mehr Transmitter (Überträgerstoffe) in den neuen Bahnen wirken als in den alten. Der vermutlich orbitofrontal (im tiefen Stirnhirn) gelegene sog. „Konfliktmonitor", der zwischen den verschiedenen, konkurrierenden Handlungsoptionen aufgrund der Übertragungsstärken entscheidet, welches Verhalten sich durchsetzt, reagiert nicht auf „gute Absichten", sondern nur aufgrund der neuronalen Bahnungsprozesse. Daher müssen die Patienten lernen, im Moment der emotionalen Aktivierung das „Richtige" zu tun. Das kann nur begrenzt im „Trockendock der Therapiestunde" vorbereitet werden. Letztlich kommt es auf die Überstiegsfähigkeit im Sinne des Gangwechsel-Bildes aus Abschnitt 3.1 im Alltag und unter emotionalem Stress an. An dieser Stelle greift die Schematherapie konsequent auf die in der Verhaltenstherapie bewährten Hausaufgaben zurück.

Im ersten Schritt ist (unabhängig vom Erfolg) wichtig, dass sich die Patienten überhaupt bemühen, Veränderungen herbeizuführen. Um die Schwelle, in Handlung zu kommen, zu erniedrigen, können *Verhaltensexperimente* verabredet werden, deren Ausgang durchaus offen bleiben darf. Das heißt, die Patienten müssen keinen Erfolg erzielen, aber zumindest den Versuch wagen, damit dieser in der nächsten Therapiestunde systematisch analysiert werden kann. Durch diese Analyse ergeben sich schnell Ansatzpunkte für Verbesserungen. Wie bei einem wissenschaftlichen Experiment wird vorher vereinbart, was versucht werden soll – die Patienten beschreiben ihr Erleben *vor* und *nach* dem Verhaltensexperiment sowie die erzielten kurzfristigen und langfristigen *Effekte*. Diese Experimente werden wiederum in der nächsten Stunde zum gemeinsamen Gegenstand der Betrachtung im Sinne des Joint Referencing (siehe Abschnitt 5.1). Während die Patienten möglicherweise früher Erfahrungen von Entwertung oder Beschämung gemacht haben, wenn sie Aufgaben nicht erfüllen konnten, erleben sie jetzt zusammen mit dem Therapeuten eine sachlich-analytische bzw. erwachsene *Arbeitshaltung*. Hier findet wieder eine entscheidende emotionale Lernerfahrung statt. Da längerfristig nur Erfolgserlebnisse das neue Verhalten stabilisieren, sollte der Therapeut darauf achten, dass die Experimente eine realistische Chance haben, erfolgreich auszugehen. Bildlich gesprochen: Die Therapeuten legen die Latte so tief, dass die Patienten gar nicht anders können als darüberzusteigen – das heißt, die Schritte müssen so klein gewählt werden, dass Erfolge deutlich wahrscheinlicher sind als Misserfolge. Erst nach und nach werden die Anforderungen gesteigert und an die wachsende Leistungsfähigkeit der Patienten angepasst. Auch hier balanciert der Therapeut, wie bereits im Abschnitt 5.2 beschrieben, zwischen einer unterstützenden und einer fordernden Haltung, so wie es auch Trainer beim Sport, Musik- oder Fahrlehrer machen. Andererseits dürfen Schematherapeuten aktiv ihre Meinung einbringen und z.B. eine dysfunktionale Beziehung ansprechen, in der ein abhängiger Patient festhängt, und konkrete Lösungsvorschläge machen. Ähnlich wie beim sog. Motivierenden Interview von Miller und Rollnick [18] lässt der Therapeut die Verantwortung für die Entscheidungen ausdrücklich bei den Patienten, schließlich müssen sie auch mit den Konsequenzen leben. So kann direktives mit nicht-konfrontativem Therapeutenverhalten ausbalanciert werden.

6.4.3 Tagebuch

Spätestens in der Mitte der Therapie, wenn eine tragfähige therapeutische Beziehung aufgebaut und durch erlebnisaktivierende Verfahren die kognitive Fallkonzeption mit Erleben gefüllt ist und die Patienten zudem gelernt haben, Alltagssituationen und Fallkonzeption aufeinander zu beziehen, sollte eine Form des Tagebuchs als Brücke zum Aufbau eines *„inneren Therapeuten"* in die Therapiearbeit einbezogen werden. Aufgrund früherer negativer Erfahrungen mit „Hausaufgaben" in der Schule und der damit verbundenen Anstrengung – zumindest anfangs – stellt dies eine große Hürde in der Therapiearbeit dar. Es ist aber äußerst wichtig, dass die Patienten im Alltag die

volle Verantwortung für ihr Verhalten im Sinne des Gesunden Erwachsenen übernehmen. So wie schon bei den erlebnisaktivierenden Verfahren die Bereitschaft der Patienten, sich eigenverantwortlich emotional zu stabilisieren, einen wichtigen Beitrag
(sog. commitment) für die Therapiearbeit darstellte, bereitet auch jetzt das Führen eines Tagebuchs die Ablösungs- und Verselbstständigungsphase in der Therapie vor.

Die Eintragungen im Tagebuch bieten gute Anhaltspunkte, um die Selbstregulationsfähigkeit des Patienten im Alltag zu überprüfen. Das Tagebuch wird wiederum zu einem Dritten in der Therapie, anhand dessen die kurz- und langfristigen *Konsequenzen
des Verhaltens* ganz sachlich analysiert werden können, ohne dass die Patienten sich
dadurch entwertet fühlen. Wenn zum Beispiel ein Patient nach einem Wochenende
enttäuscht und vorwurfsvoll in die Therapiestunde kommt und klagt, dass alles ge-
nauso schlimm sei wie am Anfang (oder sogar noch schlimmer!), kann der Therapeut
den Patienten in aller Ruhe bitten, die Tagebuchnotizen vorzulesen. Vermutlich wird
der Patient gar kein Tagebuch geführt oder nur sehr spärliche Eintragungen gemacht
haben, was dann Ausgangspunkt einer sachlichen Analyse seiner Aktivitätenplanung
sein kann. Das Argument des Patienten, dass er einfach mal das tun wollte, wozu er
Lust hat (das bedeutet, dem Inneren-Kind-Modus relativ viel Raum zu lassen), führt
dann sachlich betrachtet zu dem Ergebnis, dass das Aktivitätsniveau sehr niedrig war
und entsprechend keine Erfolgserlebnisse zu verzeichnen waren. Daraus kann als
Lernerfahrung die *Verhaltensregel* gezogen werden: „Es gibt nichts Gutes, außer man
tut es." Oder etwas pointierter: „Sich regen bringt Segen." Die sachliche Betrachtung
lässt diese Lernerfahrung aber nicht als Vorwurf, sondern als klar rationale Verhaltens-
konsequenz entstehen. So wird der Patient aus einem möglichen Beschützer-Modus
in den Modus des Gesunden Erwachsenen gelockt und die Wahrscheinlichkeit steigt,
dass er die Lernerfahrung auch wirklich verinnerlicht.

Umgekehrt kann bei einem Patienten, dessen Tagesplan mit zahlreichen Pflichten
„vollgestopft" ist, ganz nüchtern gefragt werden, bei welcher der eingetragenen Aktivitäten der Kind-Modus des Patienten beteiligt war. Etwas betreten wird der Patient
erkennen, dass für den Kind-Modus keinerlei Aktivitäten berücksichtigt waren.
Wenn auch dies sachlich-nichtkonfrontativ erarbeitet wird, ist es nachfolgend leichter, zumindest *eine* positive Aktivität für den Kind-Modus im Tagesplan systematisch
vorzusehen. So ergeben sich aus der Betrachtung der Tagespläne ganz konkrete Verhaltensexperimente für die darauffolgende Woche.

Im Prinzip ähnelt dieses Vorgehen den sogenannten „PDCA"-Zyklen in der Quali-
tätssicherung. PDCA steht für „Plan-Do-Check-Act", also einem Wechsel zwischen
Handlungs- und Reflexionsebene als kontinuierlicher Verbesserungsprozess. Auch
hier wird ein bewährtes Prinzip in die Schema- bzw. Verhaltenstherapie übertragen.
Wichtig ist, dass die Patienten den Blick schärfen für den Unterschied zwischen kurzfristigen, Kind-Modus-orientierten Verhaltensweisen und den positiven langfristigen

Konsequenzen, die der Modus des Gesunden Erwachsenen in Abschwächung der überzogenen Regeln der Inneren-Eltern-Modi vorschlägt (siehe Abschnitt 6.2.2). Wenn sich bei der Tagebuch-Analyse zeigt, dass der Gesunde Erwachsene diesbezüglich noch Unterstützung braucht, können entsprechende Imaginations- oder Dialogübungen auf Stühlen nachgeholt werden.

Um die Schwelle zum Einstieg in die Arbeit mit einem Tagebuch an die Motivation und die Fähigkeiten der Patienten anzupassen, kann aus einer Vielzahl von *Tagebuchvarianten* ausgewählt werden: Die einfachste Form kann ein *Smily* am Ende des Tages in einem kleinen Taschenkalender sein. Dies kostet praktisch keine Zeit! Allein die Tatsache, dass die Patienten jeden Abend für einen Moment in eine selbstreflexive Haltung wechseln und auf den zurückliegenden Tag schauen, stärkt den Gesunden-Erwachsenen-Modus. Zudem führt das Wissen, dass abends ein Tagebucheintrag durchzuführen ist, dazu, dass die Patienten bereits tagsüber achtsamer auf ihre Befindlichkeiten und ihr Verhalten schauen. Das Hauptproblem besteht darin, die Patienten dazu zu bewegen, diesen Schritt der Eigenverantwortung wirklich zu gehen. Ist diese Schwelle überschritten, sind die Patienten auch willens und imstande, etwas komplexere Tagebuchformen auszuführen. Der nächste Schritt könnte zum Beispiel sein, dass die Patienten mit einem einzigen Satz eine *positive Lernerfahrung* des Tages festhalten (dass sie es zum Beispiel geschafft haben, endlich den Antrag beim Arbeitsamt zu holen oder die Steuererklärung abzugeben). Jeffrey Young schlägt ein *Schematagebuch* vor, in dem (ähnlich wie bei den BEATE-Schritten aus Abschnitt 6.3.2) ein Selbstregulationsbeispiel aufgeschrieben wird mit (1) Auslösesituation, (2) aktivierten Emotionen, (3) dahinterliegenden Schemata, (4) aktivierten Bewältigungsreaktionen und (5) Verhalten im Sinne des Gesunden-Erwachsenen-Modus. Dies kann noch ergänzt werden durch einen Blick auf die tatsächlichen (6) Ergebnisse des eingesetzten Verhaltens und die (7) Lernerfahrung, die daraus gezogen werden kann. Führen die Patienten tatsächlich einigermaßen regelmäßig ein Tagebuch dieser Art, treten rasch Verhaltensänderungen im Alltag ein. Es geht gar nicht darum, dass das Tagebuch jeden Tag geführt werden muss. Das hält kaum ein Mensch durch. Aber wenn die Patienten merken, dass es ihnen hilft, Tagebuch zu schreiben, können sie später immer wieder darauf zurückgreifen. Anfangs reicht es durchaus, wenn der Therapeut mit den Patienten vereinbart, es für eine Woche wirklich zu versuchen. Das muss allerdings häufig massiv eingefordert werden. Wenn die Patienten den positiven Effekt erleben, steigt die Motivation, in der Veränderungsphase zumindest lückenhaft mit einem Tagebuch zu arbeiten.

Die komplexeste Form eines Tagebuchs ist das Ausfüllen eines *Tagesplans* für jeden Tag (siehe Abb. 13), eine Aufgabe, die Aktivitätenplanung (linke Spalte) und Verhaltensmodifikation (zweite bis fünfte Spalte) miteinander verbindet. Die Planungsspalte sollte in jedem Fall ausgefüllt werden, die übrigen Spalten nur dann, wenn in der zweiten Spalte (Beobachtung) Störungen bzw. Abweichungen vom geplanten Verhalten auftreten und dadurch die bewusste Selbstregulationsfähigkeit des Patienten gefragt ist. Besonders bei einer stationären Behandlung empfiehlt es sich, diesen oder ähnliche Tagespläne systematisch einzusetzen, die dann gemeinsam mit anderen Patienten besprochen werden können, so wie es auch in der Dialektisch-Behavioralen Therapie (DTB) praktiziert wird. Dies kann das Verständnis der Patienten füreinander und das Modelllernen fördern. Wenn die Patienten selbst ihre Verhaltensmodifikationsbeispiele den anderen Patienten vorstellen, üben sie, Verantwortung für ihr Verhalten zu rechtfertigen, was die Verbindlichkeit erhöht und Sozialkompetenz übt.

TAGESPLAN vom *12.8.2009*

Fazit des Tages:

„Ich fühle mich immer wieder als Opfer. Daran muss ich in der Therapie arbeiten. So geht es nicht weiter!!!"

Bedürfnisbilanz:
Bindung: −
Kontrolle: (+)
Selbstwert: −
Lust/Freude: −

Zeit	geplante Aktivität	Beobachtung	tatsächliche Aktivitäten	Effekt	Lernerfahrung
6 Uhr	Aufstehen und Frühstücken	Ging gut, hat lecker geschmeckt.			
9 Uhr	Eine Stunde Joggen	Es regnet und ich habe keine Lust, im Regen zu joggen!	Ich habe stattdessen meine Gymnastik in der Wohnung gemacht.	Bin zufrieden, dass ich nicht dem undisziplinierten Kind nachgab!	Es lohnt sich, den Anfangswiderstand zu überwinden.
12 Uhr	Zum Mittagessen mit Simone verabredet	Simone verspätet sich etwas. Ich merke, wie ich unruhig werde.	Ich lenke mich mit dem Lesen der Speisekarte ab und beobachte die Leute drumherum.	Die Ablenkung klappt und ich bin wieder locker, als Simone kommt.	Ich kann etwas gegen meine Anspannung tun.
15 Uhr	Einkaufen, Bügeln, Aufräumen	Klappt gut, keine Probleme			
18 Uhr	Kochen, damit um 20 Uhr das Abendessen für Fritz fertig ist.	Kochen war völlig OK. Fritz kommt wieder zu spät und ich war stocksauer.	Ich habe mich innerlich reingesteigert und eine Riesenszene gemacht. Er war sehr traurig.	Ich habe mich total mies gefühlt, voller Scham und Schuld-Gefühle.	Ich muss etwas gegen diese unheimliche Wut tun, sonst geht die Ehe noch kaputt!
21 Uhr	Gemeinsamer Abend mit Fernsehen	Der Abend war futsch. Habe mich mies gefühlt.	Habe Fritz „verführt" (obwohl ich keine Lust hatte), um meine Schuldgefühle zu mindern.	Habe mich mies gefühlt, fast wie eine Nutte.	Diese Wippe von Wut und Schuld geht mir auf den Zeiger. Das ist würdelos!

7. Der Therapieprozess

Das zentrale Ziel des Schematherapieprozesses ist es, automatisiertes Verhalten durch kontrolliertes Verhalten zu ersetzen, das danach wieder automatisieren kann, so wie es Frederick Kanfer für den Selbstmanagementansatz formulierte (7). Im Modell der Schematherapie heißt das: verhaltenssteuernde Schemata zu identifizieren, sich von den automatisiert eingesetzten Bewältigungsreaktionen zu trennen und neue Lösungsschemata aufzubauen. Im Modus-Modell soll der Gesunde Erwachsene als selbstreflexive Instanz die durch Schemaaktivierungen hervorgerufenen, spontan auftretenden Modi regulieren und ggf. neues funktionales Verhalten aufbauen. Der Aufbau dieser neuen, *parallelen Handlungsregulation* ruht bildlich gesprochen auf *drei Beinen:* (1) der *achtsamen Wahrnehmung* der aktuell aktivierten Prozesse, dem konsequenten (2) Einsatz von *inneren Dialogen* bzw. Selbstinstruktionen, um die Aktivierung umzulenken, und dem systematischen Aufbau einer langfristig orientierten Handlungsregulation durch das (3) *Tagebuch.* Achtsamkeit bedeutet in diesem Kontext, nichtwertend sich von seinen Wünschen und Vorstellungen über sich selbst zu lösen und in „Echtzeit" wahrzunehmen, was einen gerade bewegen möchte. Eine achtsame Haltung bewirkt bereits eine gewisse innere Distanzierung vom eigenen Erleben bzw. eine Disidentifikation, wie es Roberto Assagioli nennt[19]. Etwas pragmatischer drückte es eine Patientin so aus: „Ich habe gelernt zu merken, wenn mir der Kamm schwillt!" Dadurch wird die parallele Handlungsregulation gestärkt. Im Gangwechsel-Bild (Abschnitt 3.1) ist durch das Herausnehmen des Gangs bzw. das Entkoppeln von innerer Aktivierung und automatisierter Handlung der Weg frei für neue Lösungen. Die innere Selbstbeschreibung im Sinne der Mentalisierung fördert das Erleben, dass sich die Patienten jenseits der Emotion in der kognitiv-sprachlichen Selbstbeschreibung einen inneren Halt aufbauen können. Auch im Alltag setzen Menschen Selbstgespräche zur Emotionsregulation ein, wenn sie zum Beispiel ihren Schlüssel suchen und beruhigend mit sich selbst sprechen: „Der Schlüssel muss doch irgendwo sein, ich hab den doch gerade noch in der Hand gehabt, das Haus verliert doch nichts." Der letzte Teil „das Haus verliert nichts" ist bereits der Einsatz einer lösungsorientierten Regel im Sinne des Gesunden Erwachsenen. Ein Verhaltensmodell sind Gespräche, die Erwachsene mit aufgeregten Kindern führen, um diese zu beruhigen.

Ein weiteres wichtiges Element, um die innere Anspannung zu reduzieren, ist, nicht an alten Vorstellungen festzuhalten, sondern das Gegebene zunächst bedingungslos als nun einmal gegeben zu akzeptieren. Im Buddhismus wird das als *„radikale Akzeptanz"* bzw. als Prinzip des „Loslassens" beschrieben. Besonders bei Patienten mit sehr starken emotionalen Verwundungen (z.B. Patienten mit Borderline-Störungen oder Missbrauchserfahrungen) sind manche Schemata so tief eingeprägt, dass sie im Leben immer wieder aktiviert werden können. Dies muss akzeptiert werden, da es nicht wirklich verändert werden kann. Das Festhalten an unrealistischen (vermeidungsorientierten) Therapiezielen treibt hingegen die Patienten immer wieder in neue Enttäuschungen und hält die unberechtigte Erwartung aufrecht, dass irgendein „Wundertherapeut" das Problem doch noch beseitigen könne. Daneben bleibt es allen Menschen mit zunehmendem Alter nicht erspart, gewisse Einschränkungen und Rückschläge zu akzeptieren. Eine gute *Balance zwischen Veränderungs- und Akzeptanzorientierung* in der Therapie ist daher ein wichtiger Schlüssel zu einer nachhaltigen Spannungsreduktion (siehe Abb. 9 auf Seite 62).

Im *ersten Drittel* der Therapie dominieren der Beziehungsaufbau und die aktiv-unterstützende Arbeit des Therapeuten beim Aufbau der Fallkonzeption und die Verbindung von Erleben und Modell durch die erlebnisaktivierenden Verfahren. Hier können schon früh (d.h. nach den ersten Stunden der Psychoedukation und des Beziehungsaufbaus) erlebnisaktivierende Techniken eingesetzt werden. Im *mittleren Drittel* der Therapie sollen die Patienten zunehmend die für den Selbstveränderungsprozess wichtigen Elemente wie eine gewisse Achtsamkeitshaltung, Analyse der Aktivierungssituationen mittels Schema-Memo, Emotions- und Verhaltensregulation durch die BEATE-Schritte und den Aufbau positiver Aktivitäten einsetzen. Es ist wichtig, dass die Therapeuten nicht versäumen, rechtzeitig den Übergang von der Diagnostik- und Klärungsphase zur Veränderungsphase einzuleiten, indem sie den Prozess weniger selbst gestalten, sondern mit Anregungen die Patienten fordern und empathisch konfrontieren.

Im *letzten Drittel* der Therapie nimmt sich der Therapeut zunehmend zurück in eine eher spiegelnde und fragende Haltung und analysiert mit dem Patienten kritische Alltagssituationen. Gegebenenfalls kann kurz in emotionsaktivierende Techniken gewechselt werden, um dem Patienten den Bezug zwischen emotionalen Aktivierungen im Lebensalltag und Therapiemodell zu vergegenwärtigen. In dieser Phase sind *vierzehntägige Abstände* zwischen den Sitzungen sinnvoll, da die entscheidende Arbeit nunmehr zwischen den Terminen stattfindet und die Patienten den Therapeuten „verinnerlicht" (bzw. internalisiert) haben. In diesem Sinne ist der Therapeut weiter im Patienten anwesend, auch wenn die Therapie zu Ende geht. Manche Patienten beschreiben das sehr deutlich, indem sie sagen: „Und dann habe ich mir überlegt, was Sie mir in dieser Situation raten würden, und das habe ich dann auch gemacht." Dieses Erlebnis erleichtert dem Patienten, den Therapeuten loszulassen und aktiv an der *Therapiebeendigung* mitzuarbeiten. Es kann durchaus sinnvoll sein, über mehrere Monate Sitzungen im Abstand von drei bis vier Wochen durchzuführen, damit die Patienten wirklich die Gewissheit haben, selbst klarzukommen, aber im Notfall auf den Therapeuten zurückgreifen können.

Ursprünglich wurde die Schematherapie von Jeffrey Young als Langzeittherapie konzipiert und in einer ersten großen randomisierten Studie (siehe Kapitel 8) auch so erfolgreich evaluiert. In einer derzeit laufenden Studie mit Borderline-Patienten konnte auch bei nur einer wöchentlichen Sitzung im ersten und monatlichen Sitzungen im zweiten Jahr ein ähnlich guter Effekt erzielt werden. Dieses Behandlungssetting ist auch innerhalb der von der Krankenversicherung in Deutschland im Rahmen einer Richtlinienpsychotherapie ermöglichten Behandlungskontingente durchführbar. Die Schematherapie ist im Rahmen der Antragsstellung für das Gutachterverfahren zur Behandlung von Persönlichkeitsstörungsanteilen in Ergänzung zu einer Achse-I- bzw. symptombezogenen Verhaltensanalyse und Therapieplanung anerkannt.

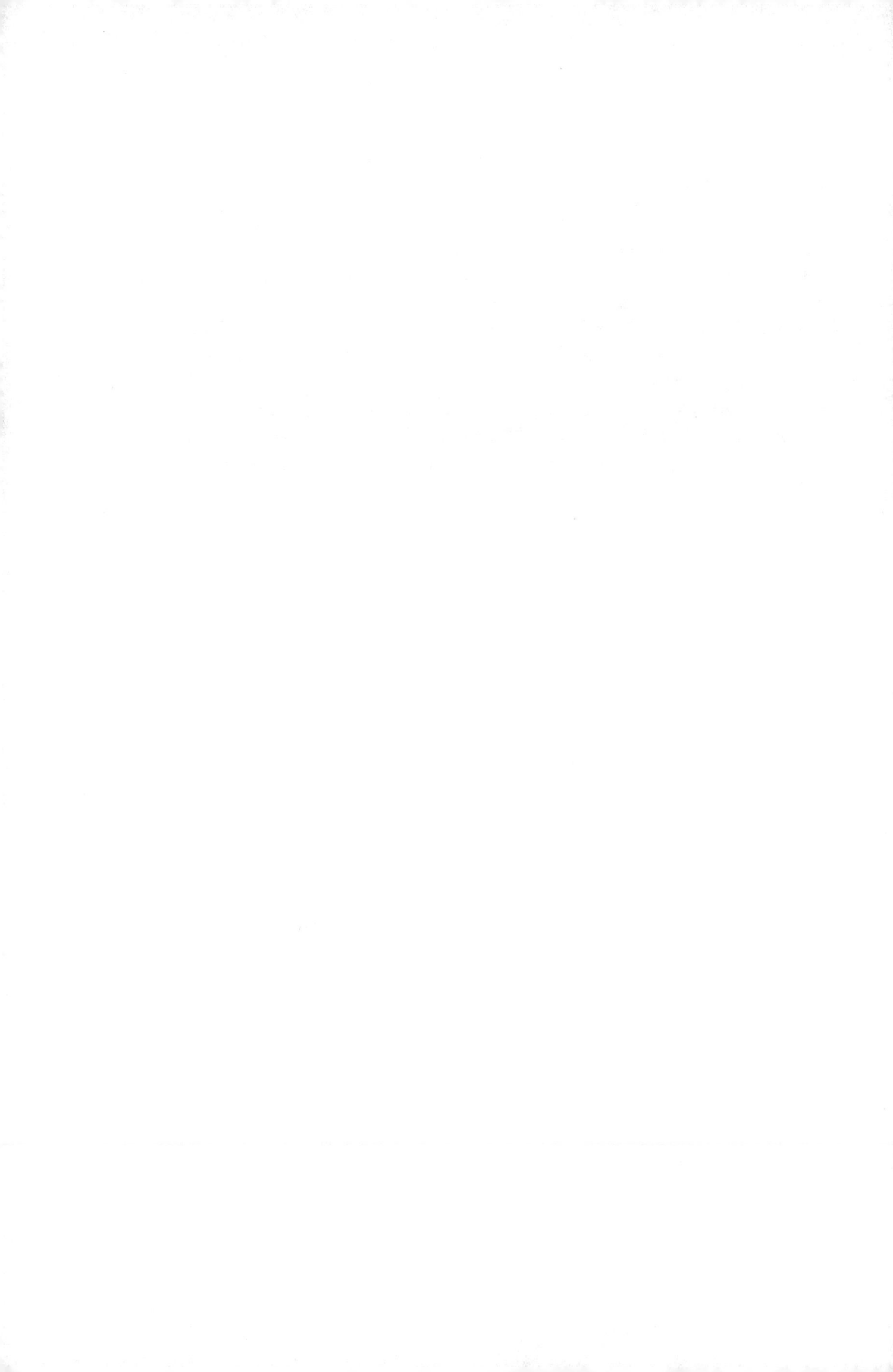

8. Forschungsergebnisse

ie Anerkennung einer neuen Methode in wissenschaftlichen Kreisen hängt in erster Linie von der Bestätigung durch möglichst hochwertige, d.h. idealerweise sog. randomisierte und kontrollierte Studien ab (sog. RCT). Gute Konzepte gibt es viele und die klassische Frage lautet: „What is your data base?" Erfreulicherweise konnten in den letzten Jahren zwei dieser Studien mit zufälliger Zuweisung (Randomisierung) und mit einer Kontrollgruppe abgeschlossen werden.

Bei der ersten Studie wurden in Holland unter der Leitung von Arnoud Arntz 86 Borderline-Patienten multizentrisch ambulant mit zwei wöchentlichen Sitzungen über eine Zeitspanne von bis zu drei Jahren mit Schematherapie (ST) oder der Gegenübertragungsfokussierten Therapie (TFP) nach Kernberg behandelt[20]. Sieben Prozent der ST-Patienten brachen die Behandlung im ersten Jahr ab – gegenüber 31 Prozent in der TFP-Gruppe. 27 Prozent beendeten die Behandlung bis zum dritten Jahr aus verschiedenen Gründen vorzeitig (gegenüber 50 Prozent in der TFP-Gruppe). 45 Prozent der ST-Teilnehmer waren am Ende im BPDSI (Borderline Personality Disorder Severity Index) „geheilt". Das bedeutet, dass der erreichte Punktwert unter 15 (von 70 möglichen) sinkt und sich damit nicht mehr von einer Stichprobe von Menschen ohne Borderlinestörung unterscheidet. Insgesamt 66 Prozent (gegenüber 42 Prozent in der TFP-Gruppe) waren gebessert, wozu eine Verbesserung von mindestens 12 Punkten erreicht werden musste. Die Verbesserungen betrafen alle neun DSM-Kriterien und waren in allen Bereichen in der ST-Gruppe deutlicher als in der TFP-Gruppe. Dies gilt sowohl, wenn alle Patienten, die die Behandlung begonnen hatten (sog. intention-to-treat-Analyse), berücksichtigt wurden, als auch bei ausschließlicher Berücksichtigung jener Patienten, die die Studie abgeschlossen hatten (sog. completer-Analyse). In einer Nachuntersuchung – ein Jahr nach Behandlungsende – blieben die Effekte erhalten. Die Ergebnisse und die Abbruchquoten der Schematherapie-Gruppe entsprechen größenordnungsmäßig denen in Studien zur Dialektisch Behavioralen Therapie (DBT).

Aktuell wurde eine Borderline-Gruppentherapie-RCT-Studie mit 32 Teilnehmern (ST gegenüber „Treatment as usual") von Joan Farrell aus Indianapolis publiziert[21]. Dabei nahmen die 16 Teilnehmerinnen der ST-Gruppe über acht Monate einmal in der Woche an einer zusätzlichen 90-minütigen Schematherapiegruppe teil. Ansonsten erhielt die Gruppe die gleiche Basisbehandlung wie die normal behandelten 16 Teilnehmerinnen, die als Kontrollgruppe (TAU) dienten. Während der achtmonatigen Behandlung mit 30 Gruppensitzungen hatte keine Teilnehmerin der ST-Gruppe die Behandlung abgebrochen (gegenüber 25 Prozent in der Kontrollgruppe). 94 Prozent in der Behandlungsgruppe waren im Diagnostischen Interview für BL-Störungen (DIB-R) keine BL-Patienten mehr (gegenüber 25 Prozent in der TAU-Gruppe). In einer Nachuntersuchung – sechs Monate nach Behandlungsende – erfüllte *keine* Patientin der ST-Gruppe mehr die Diagnosekriterien (gegenüber 83 Prozent in der Kontrollgruppe). Die Bewältigungskompetenz im Alltag (GAF) war in der Behandlungsgruppe am Behandlungsende um 12 (von 48.8 auf 60.50), bei der Nachuntersuchung um 16 Punkte (auf 66.2) gestiegen, in der TAU-Gruppe war sie dagegen unverändert geblieben.

Samuel A. Ball hat in den USA 2007 eine kleine Studie von je 15 Drogenabhängigen durchgeführt, die entweder mit DFST (siehe Kapitel 9) oder einem 12-Schritte-Programm behandelt wurden[22]. In der Schematherapiegruppe nahm gegenüber der 12-Schritte-Gruppe die Drogeneinnahme stärker ab, während die Beziehungsfähigkeit im Vergleich stärker zunahm.

Während diese Studien bereits abgeschlossen sind, gibt es einige noch laufende Studien, deren Ergebnisse nach und nach in den nächsten Jahren vorliegen werden. Die ersten Zwischenergebnisse weisen in die oben erwähnte Richtung und lassen eine weitere Bestätigung der Wirksamkeit der Schematherapie erwarten. Eine wesentliche Kritik an der erstgenannten Studie ist deren lange Laufzeit und hohe Anzahl von Therapiestunden, die allerdings durch das Behandlungssetting der TFP-Gruppe vorgegeben war. Marjon Nadort leitet gegenwärtig ebenfalls in Holland eine Studie, mit der diese Ergebnisse unter naturalistischen Bedingungen, d.h. mit 40 Sitzungen im ersten Jahr und einer Sitzung pro Monat (insgesamt also 50 Sitzungen) in kürzerer Zeit und von weniger gut trainierten und supervidierten Therapeuten repliziert werden sollen. Gegenwärtig läuft unter der Leitung von Arnoud Arntz eine weitere Multicenterstudie mit 300 Probanden mit sechs verschiedenen, nämlich paranoiden, histrionischen, narzisstischen, dependenten, vermeidenden und zwanghaften Persönlichkeitsstörungen, deren Ergebnisse aber noch nicht vorliegen. Ebenfalls in Holland hat eine Multicenterstudie mit forensischen Patienten unter der Leitung von David Bernstein begonnen, in der bei einer ersten Zwischenuntersuchung etwa die Hälfte der Patienten eine Verbesserung im Vergleich zur Kontrollgruppe zeigt. Weitere Studien werden folgen.

9. Neue Entwicklungen in der Schematherapie

Obwohl Jeffrey Young und seine Kollegen die Schematherapie über nunmehr zwei Jahrzehnte sehr sorgfältig entwickelt haben, wird sie in Deutschland erst in den letzten fünf Jahren breiter wahr- und durch die erwähnten Studienergebnisse als Methode bzw. Konzept systematisch eingesetzter Techniken ernst genommen. In dieser Zeit ist das Interesse sprunghaft angestiegen und immer mehr Therapeuten wenden die Schematherapie auf ihr spezielles Arbeitsgebiet angepasst an. Dies betrifft zum einen die differenzierte Anwendung und Anpassung des Modusmodells an *verschiedene Störungsbilder* (Borderline-Störungen, narzisstische Patienten, Patienten mit eher gehemmt-zurückgezogenem Verhalten – sog. Cluster-C-Patienten des DSM –, aber auch Patienten mit zusätzlichen Abhängigkeitserkrankungen oder jugendliche Patienten). Die Schematherapie wird zudem an verschiedene *Behandlungssettings* angepasst (Paare, Gruppen, stationäre Behandlungen, Straftäter in forensischen Kliniken, Einsatz in körpertherapeutischen Verfahren oder in der Selbsterfahrung). Außerdem verbinden viele Therapeuten ihre individuelle Ausrichtung mit der Schematherapie. So gibt es Kollegen, die buddhistische Meditationspraxis mit Schematherapie verbinden (zum Beispiel Tara Bennett-Goleman, siehe Literatur im Anhang) oder die Acceptance- and Commitment-Therapie (ACT) von Steven Hayes (z.B. Erwin Parfy in Wien). Ein vom Autor zusammen mit Gitta Jacob erarbeitetes deutschsprachiges Buch zu den Fortschritten der Schematherapie befindet sich in Vorbereitung (siehe Literaturhinweise im Anhang).

Als Ausdruck der zunehmenden Akzeptanz der Schematherapie innerhalb der verhaltenstherapeutischen Gemeinschaft enthalten immer mehr Lehrbücher und Therapiemanuale zur Verhaltenstherapie ein Kapitel über Schematherapie (z.B. das Lehrbuch von Margraf[23] oder das Therapiemanual von Linden und Hautzinger[24]).

Bei der schematherapeutischen Behandlung von *Paaren* geht die Schematherapie einen anderen Weg als viele andere Ansätze, da hier nur ein Therapeut mit beiden Partnern arbeitet, zum Teil auch unabhängig voneinander in Einzelsitzungen. Dieses spezielle Konzept wurde von Jeffrey Young und Travis Atkinson in den USA entwickelt. Auch zum Einsatz in *Gruppen* gibt es inzwischen mehrere Konzepte, zum Beispiel von Joan Farrell in den Vereinigten Staaten, von Gunilla Fosse in Norwegen oder der

Gruppe um Michael van Vreeswijk in Holland. *Stationär* wurde die Schematherapie zuerst vom Autor im Gemeinschaftskrankenhaus Havelhöhe in Berlin in einer psychosomatischen Abteilung implementiert, seit zwei Jahren auch in der Psychiatrischen und Psychotherapeutischen Universitätsklinik in Mainz unter der Leitung von Professor Klaus Lieb. Andere Stationen sind dabei, ihr Konzept schematherapeutisch weiterzuentwickeln. Die Ansätze zur Behandlung in der *Forensik* wurden von David Bernstein in den Niederlanden eingeführt und er begleitet das wissenschaftlich. Dort finden bereits spezielle Ausbildungen dazu statt. In Amerika hat Samuel A. Ball die Schematherapie mit bewährten Ansätzen zur *Abhängigkeitsbehandlung* zur sog. „Dual Focus Schema Therapy" (DFST) verbunden und ebenfalls begonnen, sie zu beforschen (beides siehe Kapitel 8). An einer schematherapeutisch orientierten *Körpertherapie* arbeitet in Deutschland Frau Pillmann in Freiburg – Konzepte zur schematherapeutischen *Selbsterfahrung* werden derzeit von mehreren Kollegen (z.B. in Eckernförde, München, Freiburg und Basel) entwickelt. Die Breite dieser Entwicklungen in verschiedenen Anwendungsgebieten zeigt, wie stark die Schematherapie die bisherigen Therapiekonzepte befruchten und auch vertiefen kann.

In der Arbeit mit *Borderline-Patienten* besteht eine interessante Frage darin, inwieweit die bewährte Dialektisch-Behaviorale Therapie (DBT) und die Schematherapie sich ergänzen oder zwei alternative Behandlungsansätze darstellen. Während innerhalb der DBT an einer sogenannten „Phase-2-DBT" gearbeitet wird, um den Patienten auch nach der Stabilisierungsphase bei der Integration ihrer Störungen in ihren biografischen Kontext und einer besseren Selbstorganisation im Alltag zu helfen, wird in der Uniklinik Mainz der Ansatz verfolgt, die Schematherapie mit Stabilisierungstechniken (sog. Skills) aus der DBT zu ergänzen und als alleinige Behandlung durchzuführen. Grundsätzlich wäre aber auch eine Kombination in zwei Phasen möglich, wobei zur Spannungsreduktion und basalen Alltagsbewältigung zunächst die Patienten eine etwa vierwöchige DBT-Behandlungsphase durchlaufen und anschließend zur Verbesserung des Krankheitsverständnisses, zu einer guten Selbstregulation und einem verbesserten zwischenmenschlichen Verhalten eine schematherapeutische Behandlungsphase angeschlossen wird. Dieses Konzept wird derzeit zum Beispiel in der Klinik in Littenheid in der Schweiz verfolgt. Hier bleibt die weitere Entwicklung abzuwarten, welche Behandlungskonzepte sich längerfristig bewähren und durchsetzen.

Anhang

Hinweise auf weiterführende Literatur

Young, J.E. & Klosko, J.S. (2006): *Sein Leben neu erfinden.* **Paderborn: Junfermann.**
Dies ist das Selbsthilfebuch zur Schematherapie mit Fragebogen und Schemabeschreibungen.

Young, J.E., Klosko, J.S. & Weishaar, M.E. (2005): *Schematherapie – ein praxisorientiertes Handbuch.* **Paderborn: Junfermann.**
Young bezeichnet das Buch selbst als die „Bibel" der Schematherapie für Therapeuten. Es vermittelt die Grundlagen des Modells und gibt viele Fallbeispiele, besonders zur Behandlung von narzisstischen und Borderline-Patienten.

Roediger, E. (2009): *Praxis der Schematherapie – Grundlagen, Anwendung, Perspektiven.* **Stuttgart: Schattauer.**
In diesem Buch werden die theoretischen Grundlagen der Schematherapie und die praktische Arbeit mit den Schematherapietechniken für Therapeuten ausführlich beschrieben.

Roediger, E. & Jacob, G. (2010): *Fortschritte der Schematherapie.* **Göttingen: Hogrefe.**
Dieses Buch stellt die aktuellen Entwicklungen und Ausdifferenzierungen der Schematherapieanwendungen in den verschiedenen Bereichen dar.

Bennett-Goleman, T. (2002): *Emotionale Alchemie.* **Frankfurt: Wolfgang Krüger Verlag.**
Hier wird allgemeinverständlich eine Verbindung von buddhistischer Haltung und Schematherapie dargestellt.

Roediger, E. (2006): *Besser leben lernen.* **Stuttgart: Freies Geistesleben und Urachhaus.**
Das Buch schlägt eine Brücke zwischen wissenschaftlichem und spirituellem Menschenbild – mit vielen Übungen zur Selbstentwicklung für alle Menschen.

Siegel, D.J. (2006): *Wie wir werden die wir sind.* **Paderborn: Junfermann.**
Hier sind die neurobiologischen Grundlagen der Schematherapie nachzulesen.

Hüther, G. (2001): *Bedienungsanleitung für ein menschliches Gehirn.* **Göttingen: Vandenhoeck & Rupprecht.**
Das Buch gibt auch für Laien einen fundierten Einblick in die Funktion des Gehirns.

Kontakte

International sind die Schematherapeuten in der „International Society of Schema Therapy (ISST)" zusammengeschlossen (www.ISST-online.com).

In Deutschland vertritt die Schematherapie-Fachgruppe im DVT die Schematherapie (www.verhaltenstherapie.de). Die Fachgruppe versucht derzeit, auch die Vermittlung von Therapeuten zu organisieren.

Kurze Informationen zur Schematherapie (auch zum Herunterladen) finden Sie auf der Seite des Autors (www.schematherapie-roediger.de).

Fortbildungen in Schematherapie

An folgenden Instituten werden derzeit Fortbildungen zur Schematherapie mit der Möglichkeit der Zertifizierung durch die ISST angeboten:

Bad Dürckheim	(IFKV)	gisela.pfarr@ifkv.de
Basel	(UPK)	www.upkbs.ch; jacqueline.kocher@upkbs.ch
Berlin	(IST-B)	www.schematherapie-berlin.de
Eckernförde	(IST)	www.schematherapie.de
Frankfurt 1	(GAP)	info@gap-ffm.de
Frankfurt 2	(IST-F)	www.schematherapie-frankfurt.de
Freiburg	(FAVT)	www.favt.de
Hamburg	(IVAH)	fortbildung@ivah.de
Köln	(IST-K)	www.schematherapie-koeln.de
Mainz	(Uni)	vogel@psychiatrie.klinik.uni-mainz.de
München	(VFKV)	aim@vfkv.de
Münster	(APV)	apv@muenster.de
Stuttgart	(SZVT)	u.kleiner@alber-stiftung.de

Literatur

1. Weiss, J. & Sampson, H. (1986): *The psychoanalytic process.* Guilford Press: New York/London.
2. Linehan, M.M. (1996): *Dialektisch-behaviorale Therapie der Borderline-Persönlichkeitsstörung.* München: CIP-Medien.
3. Piaget, J. (1976): *Die Äquilibration der kognitiven Strukturen.* Stuttgart: Klett-Cotta.
4. Grawe, K., Donati, R. & Bernauer, F. (1994): *Psychotherapie im Wandel. Von der Konfession zur Profession.* Göttingen: Hogrefe.
5. LeDoux, J.E. (1998): *Das Netz der Gefühle – Wie Emotionen entstehen.* München: Carl Hanser.
6. Edelman, G.M. (1995): *Göttliche Luft, vernichtendes Feuer.* München: Piper.
7. Kanfer, F.H., Reinecker, H. & Schmelzer, D. (1990): *Selbst-Management-Therapie.* Berlin: Springer.
8. Spitz, R. (1946): Anaclitic depression. In: *Psychoanalytic Study of the Child;* (2), 313-342.
9. Willi, J. (1975): *Die Zweierbeziehung.* Reinbek: Rowohlt.
10. Kabat-Zinn, J. (^{7}2006): *Gesund durch Meditation.* Frankfurt/M.: Fischer-Tb.
11. Sachse, R. (1992): *Zielorientierte Gesprächstherapie.* Göttingen: Hogrefe.
12. Allen, J.G. & Fonagy, P. (Hrsg.) (2009): *Mentalisierungsgestützte Therapie. Das MBT-Handbuch – Konzepte und Praxis.* Stuttgart: Klett-Cotta.
13. Yalom, I.D. (1992): *Theorie und Praxis der Gruppenpsychotherapie.* München: Pfeiffer.
14. Winnicott, G.W. (1989): *Vom Spiel zur Kreativität.* Stuttgart: Klett-Cotta.
15. Argelander, H. (1970): *Das Erstinterview in der Psychotherapie.* Darmstadt: Wissenschaftliche Buchgesellschaft.
16. Foa, E.B., Hembree, E.A. & Rothbaum, B.O. (2007): *Prolonged Exposure Therapy for PTSD: Emotional Processing of Traumatic Experiences, Therapist Guide.* Oxford: Oxford University Press.
17. Shapiro, F. (1998): *EMDR – Grundlagen und Praxis.* Paderborn: Junfermann.
18. Miller, W.R. & Rollnick, S. (1999): *Motivierende Gesprächsführung. Ein Konzept zur Beratung von Menschen mit Suchtproblemen.* Freiburg: Lambertus.
19. Assagioli, R. (^{10}2008): *Die Schulung des Willens.* Paderborn: Junfermann.
20. Giesen-Bloo, J., van Dyck, R., Spinhoven, P., van Tilburg, W., Dirksen, C., van Asselt, T., Kremers, I., Nadort, M. & Arntz, A. (2006): Outpatient psychotherapy for borderline personality disorder: a randomized trial for schema-focused-therapy versus transference focused psychotherapy. In: *Arch Gen Psychiatry;* 63, 649-658.
21. Farrell, J.M., Shaw, I.A. & Webber, M.A. (2009): A Schema-Focused Approach to Group Psychotherapy for Outpatients with Borderline Personality Disorder: A Randomized Controlled Trial. In: *Journal of Behavior Therapy & Experimental Psychiatry;* 40 (2), 317-328.
22. Ball S.A. (2007): Comparing individual therapies for personality disordered opioid dependent patients. *J. Personal Disord;* 21(3), 305-321.
23. Berbalk, H. (2009): Schematherapie. In: Margraf, J. & Schneider, S. (Hrsg.): *Lehrbuch der Verhaltenstherapie. Band 1: Grundlagen, Diagnostik, Verfahren, Rahmenbedingungen* (3. Aufl.), 645-668. Heidelberg: Springer.
24. Roediger, E. (2008): Schematherapie. In: Linden, M. & Hautzinger, M. (Hrsg.): *Verhaltenstherapiemanual* (6. Aufl.), 375-383. Heidelberg: Springer.

Personen- und Stichwortverzeichnis

A

Achtsamkeit	91
Affektbrücke	72
Akzeptanz	92
Anker	61
Arbeitsbeziehung	11, 59, 66
Argelander, Hermann	68
Assagioli, Roberto	91
Attraktor	18, 23, 26
Autonomie	26
Autopilot, emotionaler	30

B

Bahnung	18, 26, 86
BEATE-Schritte	84, 92
Beck, Aaron	11
Beobachterperspektive	24
Berbalk, Heinrich	10, 47, 67f
Berührung, haltgebende	74
Beschützer, aggressiver	49
Beschützer, distanzierter	49
Bewältigungsreaktion	23, 36, 48, 55, 66, 68, 91
Bewältigungsverhalten	52
Beziehung, therapeutische	24
Beziehungs-Chemie	26
Beziehungserfahrung	20
Beziehungsmuster, kollusives	26
Beziehungstest	11, 27, 55, 60
Bindung	25
Bindung, desorganisierte	27, 52
Bindung, unsicher-ambivalente	25, 52
Bindung, unsichere	14
Bindung, unsicher-vermeidende	25, 71
Bindungsforschung	14, 61
Borderline-Störung	12, 27, 44, 53, 55, 63, 92, 95
Bottom-up-Aktivierung	29, 71

C/D

Control-Mastery-Theorie	11, 27
Cortical override	12
DFST (Dual Focus Schema Therapy)	96, 98
Dialektisch-behaviorale Therapie (DBT)	12, 59, 90, 98
Dialoge auf Stühlen	76, 79
Disidentifikation	91
Diskriminationslernen	24, 65
Dissoziation	76
Domäne	32
Dyade	26, 59, 65

E

Edelman, Gerald	20
Elemente, erlebnisaktivierende	70
Eltern, innere	25
EMDR	76
Empathische Konfrontation	62, 65
Erfahrung, korrigierende emotionale	12, 24, 70, 74
Erleben, körperliches	75
Erlebnisaktivierung	12
Erregungsbereitschaft	29
Erwachsener, gesunder	22, 63, 65, 68, 76, 81
Exposition, emotionale	60f, 70, 81
Expositionsbehandlung	19
Expositionsverfahren	23

F

Fallkonzeption	44, 60, 65, 68, 80
Flippen (zwischen Modi)	44, 53
Fragebogen	59, 67

G

Gangwechsel-Metapher	30, 86, 91
Garderobenhaken-Metapher	55, 68
Gedächtnissystem	29, 71
Gegenwart, erinnerte	20, 76
Gestalttherapie	12
Grawe, Klaus	9, 13, 15, 25, 32, 70
Grenzen setzen	60
Grundbedürfnisse	25, 32, 44, 47, 55, 68, 74, 81, 85

H

Haltung, selbstreflexive	16, 23, 56, 89
Handlungsregulation, parallele	91
Hausaufgaben	86

I/J

Identifikation	48, 53
Imaginationsübung	70
Innere-Eltern-Modus	47
Internalisierung	47, 92
Internationale Schematherapiegesellschaft (ISST)	9
Interview, motivierendes	87, 100
Introjekt	47, 53, 81
Joint Referencing	59, 67, 87

K

Kabat-Zinn, Jon — 30
Kanfer, Frederick — 22, 91
Kind, inneres — 46
Kippbild — 19
Konfliktmonitor — 86
Konsequenz — 89
Konsistenztheorie — 13
Kontakt zwischen den Sitzungen — 60
Körpergefühl — 82
Kutscher-Metapher — 84

L

Landkarte — 68
Landkarten-Metapher — 60
Lebensfalle — 20, 22, 30
Lernen am Modell — 48
Lernerfahrung — 88
Linehan, Marsha — 12, 59

M/N

Mentalisierung — 55f, 65, 71, 73, 91
Minimalintervention — 13
Missbrauchserfahrung — 27, 53, 64, 76, 78, 92
Modell — 53, 62
Modus des gesunden Erwachsenen — 56
Modus — 18, 43
Modus-Fragebogen (SMI) — 44, 67
Motivebene — 37
Nachbeelterung — 60, 63
Neuronale Gruppe — 18

O/P

Ort, sicherer — 61
Paartherapie — 97
Panikanfall — 29
PDCA-Zyklen — 88
Persönlichkeitsstörung — 11, 13
Perspektivwechsel — 75f
Piaget, Jean — 14, 49
Psychoedukation — 60, 92

R

Reaktionsflexibilität — 56
Richtlinien-Psychotherapie — 13, 93
Rollenspiel — 86

S

Sachse, Rainer — 37
Schema — 18, 29, 30, 32
→ Schemaaktivierung
Schema, konditionales — 35
Schema, unkonditionales — 35

Schemaaktivierung — 31, 57
Schema-Memo — 83, 92
Schema-Modus-Inventar (SMI) — 44, 67
Schematagebuch — 89
Schublade — 30, 71, 73, 85
→ Schubladen-Metapher
Schubladen-Metapher — 21, 64
Schuldgefühle — 53
Selbstberuhiger, distanzierter — 49
Selbsterfahrung — 66, 74, 98
Selbstinstruktion — 56, 75, 82, 84
Selbstoffenbarung — 65
Selbstreflexion — 63
Selbstregulationsfähigkeit — 88, 90
Selbstwirksamkeit — 75
Social-Brain-Hypothese — 17, 56
Spaltung, therapeutische — 65
Spannungsanstieg — 19
Spannungsreduktion — 22, 55, 61, 77, 81, 92
Spiegelneuronen — 47, 56
Spielebene — 37
Spitz, René — 25
Studie — 95
Substanzabhängigkeit — 53
Sucht, siehe → Substanzabhängigkeit
Supervision — 66
Synergetik — 18
Synthese, dialektische — 77
Szenisches Verstehen — 12

T/U

Tagebuch — 87
Tagesplan — 89
Therapiebeendigung — 92
Top-down-Aktivierung — 29, 83
Übergangsobjekt — 61
Unsicher-vermeidend gebunden — 52

V

Verhaltensexperiment — 82, 87
Verliebtheitsübung — 71
Vulnerabilität — 29

W

Widerstand — 19
Willensfreiheit — 31
Winnicott, Donald W. — 61
Wirkfaktoren — 15, 74

Y

Yalom, Irvin — 60
Young, Jeffrey — 9, 11, 31, 43, 66, 89
YSQ (Young Schema Questionnaire) — 67

Narzissten entwaffnen

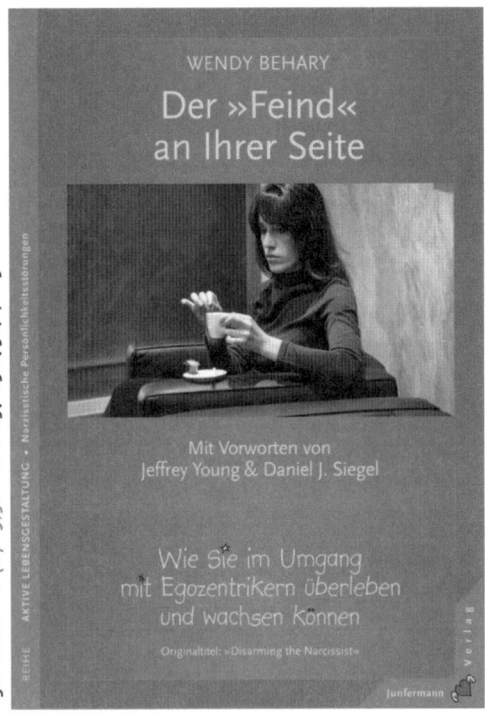

192 Seiten • € (D) 19,90 • ISBN 978-3-87387-711-5

REIHE AKTIVE LEBENSGESTALTUNG: • Narzisstische Persönlichkeitsstörungen

WENDY BEHARY

»Der ›Feind‹ an Ihrer Seite«

Wer privat oder beruflich mit Narzissten zu tun hat, empfindet dies häufig als frustrierend, gelegentlich sogar als beängstigend. Wenn es nicht möglich ist, sie einfach zu ignorieren, empfiehlt es sich, sinnlose Machtkämpfe und Diskussionen zu vermeiden und sich statt dessen mit wirksamen Strategien für den Umgang mit Menschen vertraut zu machen, die in einem eigenen Universum leben und sich für dessen Mittelpunkt halten.

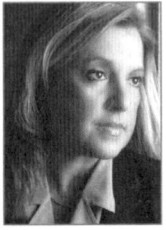

Wendy Behary, Begründerin und klinische Leiterin des »Cognitive Therapy Center« (New Jersey) und Fakultätsmitglied des »Cognitive Therapy Center and Schema Therapy Institute« (New York).

»Jeder, der es in seinem Leben mit einem Narzissten zu tun hat, ist gut beraten, Wendy Beharys Buch zu lesen und ihre Ratschläge zu beherzigen. Der Feind an Ihrer Seite enthält gute Empfehlungen und scharfsinnige Erkenntnisse – ein Grundlagenwerk für den Umgang mit einem der hartnäckigsten psychischen Probleme.« – Daniel Goleman

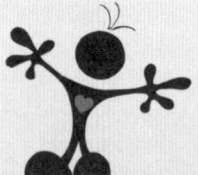
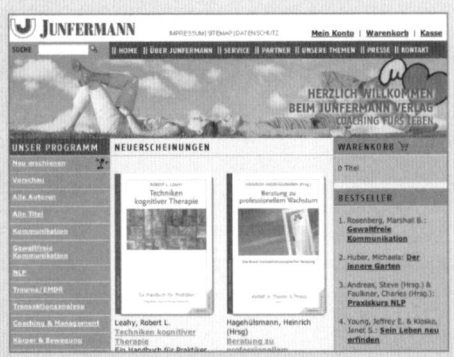